U0140222

H₂O 原水文化

消脂肪肝、抗四高

最強半醣飲食

& 7分鐘 間歇運動

行健大直健康管理診所
院長 **梁程超**——著

控醣也控胰島素，運動減脂也增肌，
更有機會成功甩掉脂肪肝！

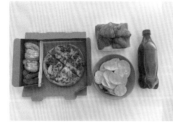

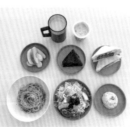

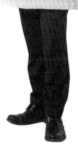

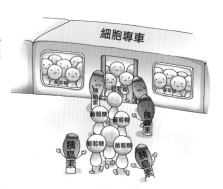

PART 2 脂肪肝的危機 & 膽固醇沒你想的壞

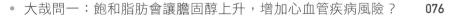

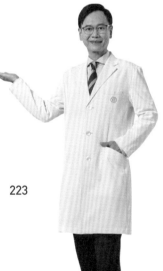

吃對了，就能告別肥胖，逆轉脂肪肝

　　身為 20 幾年的肝膽胃腸專科醫師，從早期在醫學中心治療肝炎、肝硬化及肝癌的患者，到以預防醫學為主的健康管理醫院，利用內視鏡尋找早期癌或切除癌前病變。我看到慢性肝病及肝硬化已經從 20 年前的國人十大死因第六位，到跌出 2023 年十大死因榜單，而大腸癌的發生率也從第一位降至第二位。這代表在政策上的防治起了作用，包括約 40 年前對新生兒實施 B 型肝炎預防注射，有效阻斷母嬰垂直傳染，並證實預防注射可以預防肝癌。20 年前 B 型肝炎抗病毒藥物納入健保給付，嘉惠慢性 B 型肝炎患者，之後的擴大 B、C 肝藥物給付條件，讓慢性 B 型肝炎患者的病毒可以得到控制，讓 C 型肝炎的患者得以根治。而國民健康署推動的糞便潛血檢查大腸癌防治，近年來也收到了效果，除了增加發現早期大腸癌的機會，也可以藉由大腸鏡檢查切除腺瘤性息肉降低大腸癌的發生，這些都是藉由良善的醫療政策，增進國民健康的展現。

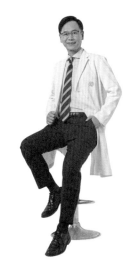

　　然而，心臟疾病、腦血管疾病及糖尿病 30 年來一直都是十大死因的前五名。而台灣不但成為亞洲最胖國，糖尿病盛行率也是亞洲第一，這幾年我在北投健康管理醫院從事預防醫學的工作，也觀察到來健檢的民眾很多都有過重、肥胖、代謝性疾病的問題，這代表我們在這些慢性疾病的防治上還要再加把勁！

　　除此之外，台灣的脂肪肝盛行率已超過三分之一，近年來國際肝病專家將非酒精性脂肪肝更名為「代謝功能障礙相關脂肪性肝病」，代表脂肪肝除了會傷肝，也與第 2 型糖尿病、肥胖、代謝性疾病密切相關，這些也都是心血管疾病的危險因子。因此，近年來在醫學會的會場，可以看到討論治療脂肪性肝炎的藥物或者關於減重的藥物或內視鏡治療，都擠滿了關心這些議題的醫師。

　　這些代謝性相關的疾病，有部分的患者都同時合併了肥胖症，而我本身也曾經因為肥胖合併中度脂肪肝，高血壓、高血糖及高尿酸也同時發生在我身上。為了不希望長期需要靠藥物來治療，因而下定決心減肥，在嘗試了一些方法及摸索後，慢慢了解造成肥胖的可能機轉，**最後靠著飲食的調整，減半平時的醣類攝取，吃對順序，及找到適合我可以持續的運動方式，成功地減重而不復胖，也告別了所謂的四高。**因此，我常常以我自身的經驗來告訴有相關問題的門診病患、健檢的民眾及周邊的朋友，看到他們能遵照我的方法重新找回健康而感到高興，這也讓我想要將這些成功經驗分享給更多人，讓更多人受惠。

減肥前

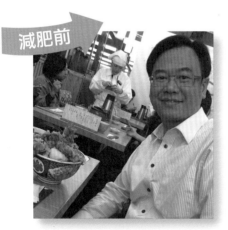

減肥後

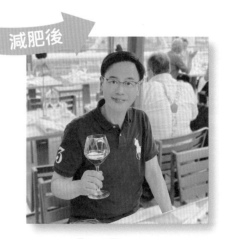

84Kg

因肥胖而導致中度脂肪肝、
高血壓、高血糖與高尿酸

66Kg

靠著飲食調整，吃對順序，找到
持續的運動方式，成功減重

　　本書想要告訴大家為什麼脂肪肝會和代謝性疾病有關，讓大家了解到代謝症候群的背後主要原因是胰島素阻抗，從而了解到肥胖及代謝性疾病，可能是身體的荷爾蒙在作怪，也讓大家認識膽固醇及心血管疾病的真正危險因子，最後再教大家如何選擇適合自己的飲食及運動，養成可以長久的習慣，藉此可以不用依靠藥物就能告別肥胖，遠離代謝症候群。

　　感謝王鈺棻小姐在一次採訪後鼓勵我出書分享給更多人，也在寫作過程中給我許多意見及協助。感謝北投健康管理醫院美編同仁的繪圖及行健大直健康管理診所營養師團隊的協助。最後要感謝我的家人，除了支持我的出書，要謝謝你們常常在餐桌上忍受我不斷地嘮叨提醒要怎麼吃！更要感謝的是我太太，在我減重過程中幫我準備三餐，研究讓家人更健康的菜單，因為她知道最好的藥物是天然的食物，最好的醫院是家裡的廚房。

行健大直健康管理診所院長

梁程超

肝臟科醫師也罹患中度脂肪肝，45 歲就吃藥控制高血壓

小時候胖真的是胖

　　小時候家裡做生意，人來人往的，我常在住家和公司兩邊串門子，看噸位不小的父親跟人家交陪，鄰居、親友、公司的員工望見我都叫我「小胖」。

　　當時台灣處在不算富裕的六〇年代，能把孩子養得白白胖胖的，是父母的面子，有更多長輩會說，「小時候胖沒關係，這樣以後才有本錢抽高。」

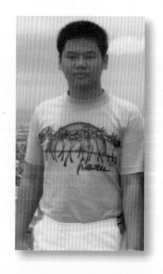

　　我食慾好，不挑食，再加上在大家正向言語的灌溉下，小學中年級的我體重就有40多公斤。到了國中，青春期開始發育抽高，我有同學一個暑假就可以長高10公分，我則是從高雄到台北外婆家吃香喝辣，每個暑假我也會長，是體重增長10公斤，國中三年體重就增加30公斤，那時我的身高160幾公分，體重已經有77公斤了。

到了高中，為了應付升學，每天有考不完的試和唸不完的書，我唯一期待並且可以放鬆的時刻，就是晚上公司的煮飯阿姨會幫我們幾個孩子準備宵夜，肉蛋吐司、鹹粥、米糕配肉羹……，就這樣高二時吃出我人生最重的體重，身高 173 公分 88 公斤，那時運動會喘，耐力也不夠，沒動幾下就想休息了。

我的體重從小一路上升，但我並沒有意識到自己「胖」，彷彿「胖」這個問題不存在我的世界中。中年後我展開減重之路，在查找資料的過程中才發現，國外早有研究指出，42 至 63% 的肥胖兒童，長大後會成為肥胖成人，肥胖的青少年變成肥胖成人的機率更高達 80%（註①）。國內也有研究發現，父親或母親肥胖，青少年跟著肥胖的比率，會比一般孩子多出 1.7 至 4.3 倍不等（註②）。而肥胖有可能直接或間接增加成年之後罹患糖尿病、代謝症候群、血脂異常、高血壓、冠狀動脈心臟病等慢性疾病的風險。這些研究結果，完全在我身上得到印證。

其實上大學，唸醫學院後，我依然不注重身材，照鏡子時，有時還覺得臉圓圓的自己蠻上相的。記憶中大概只有上成功嶺受訓那兩個月，體重掉到 68 公斤，父母看到我還心疼了一下，想說白白胖胖的兒子怎麼變成這副「黑、乾、瘦」的模樣。

註①：Robert C. Whitaker et al. Predicting Obesity In Young Adulthood From Childhood And Parental Obesity . N Engl J Med 1997；337：869-73. https://pubmed.ncbi.nlm.nih.gov/9302300/

註②：Liou YM, Liou TH, Chang LC. Obesity among adolescents：sedentary leisure time and sleeping as determinants. J Adv Nurs. 2010 Jun；66（6）：1246-56. doi：10.1111/j.1365-2648.2010.05293.x. PMID：20546358.

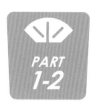
高血壓、高血糖、高尿酸找上我了！

　　結婚後，每天有太太打理三餐，我特別愛吃米飯、肉類和水果，再加上我已經在亞東醫院擔任胃腸肝膽科主治醫師，看診時總會帶上一杯拿鐵或焦糖瑪奇朵；在醫院裡每到下午，護理人員時常會團購手搖飲，我也會跟著點上一杯珍珠奶茶，肚子餓或嘴饞時，隨手抓幾片餅乾吃是常有的事。有一段時間我進修研究所的課程，晚上需在實驗室裡做實驗，為了方便解決晚餐，常用麵包裹腹，快速增加飽足感。一天下來進食多次，雖然吃的量不多，但我後來才發現這些都是不好的飲食習慣。

　　也因為平時缺乏運動，且工作上無論是臨床還是行政事務，時常是久坐看病、久坐批閱公文、久坐盯電腦螢幕打字。我的體重就像溫水煮青蛙一般無感地逐漸上升，只有褲子的腰圍愈換愈大。

　　衛福部國民健康署編制的「全民身體活動指引」中指出，當坐姿連續 6 小時以上時，便是久坐。久坐對於身體存在多項危害，如

增加心臟病、中風、糖尿病及代謝症候群等非傳染性疾病的罹患率，造成骨骼的傷害與肌肉的退化，血液循環不佳，思考遲鈍及心理層面等問題。

世界衛生組織也將不適當的飲食與缺乏身體活動，列為造成非傳染性疾病的兩大主要因素，並直接將缺乏身體活動視為心臟血管疾病的主要危險因子。

原來我的身體一直處在危險中卻不自知。直到 45 歲，終於出現警訊。

45 歲那年在醫院做的健康檢查顯示，我的體重高達 84 公斤、身體質量指數（BMI）28，已是肥胖等級，超音波檢查顯示有中度脂肪肝。幾個檢查指數也出現紅字：

	梁醫師的健檢數值	標準值
飯前空腹血糖	105mg／dl	小於 100mg／dl
血壓	收縮壓約 **160mmHg**／舒張壓 **110mmHg**	等於或小於 120／80mmHg，當血壓達 130／85mmHg 即有偏高情形，140／90mmHg 以上就代表有高血壓
尿酸值	**8.0**mg／dl	7.0 mg／dl
肝發炎指數	**50**	40

高血壓、高血糖、高尿酸找上我了！原本我以為要一輩子吃藥，和慢性病和平共存。但就診的心臟科醫師告訴我：「只要控制體重，是可逆轉的。」這句話讓維護身體健康露出曙光。

而真正讓我下定決心減重的是父親被慢性病蠶食健康，最後猝死的經歷。

我的父親四十多歲就罹患糖尿病，眼見他肥胖的身軀逐漸削瘦，後來又併發心血管疾病。五十多歲時，他開始出現胸悶、胸痛、呼吸喘等症狀，當時在臺大醫院擔任住院醫師的我，安排父親到醫院進行心導管檢查，發現他心臟的三條冠狀動脈阻塞嚴重，不僅無法放置支架，連心臟繞道手術也沒辦法做，唯一的方法只能等待換心，做心臟移植。

六十歲的某一天，父親原先和家人約定了一場午餐會，當天中午，爸爸遲遲沒有出現，打電話回家一問，才知道他因為心肌梗塞，來不及搶救，已回天乏術。當下聽到這個消息，除了震驚，也遺憾自己身為醫療人員，卻對父親的病症束手無策。

我不想走跟父親一樣的路，為了健康，減重勢在必行。

身體大過實際年齡！
找對方法減重很重要！

　　剛開始我對減重沒什麼概念，就從「少吃多動」開始，我戒掉了含糖飲料，改喝黑咖啡、不吃餅乾麵包，三餐跟之前一樣正常吃；到醫院上班時，就把車子停在地下一樓停車場，然後爬樓梯上七樓辦公室。就這樣經過一年，我的體重從 84 公斤掉到 79 公斤，但我的健檢指數還是沒有明顯好轉，中度脂肪肝也還在。

　　家人知道我在減肥，在我 50 歲生日前夕，送我一台多功能體重計當生日禮物，雙腳站上就可量測出體重、體脂、內臟脂肪、BMI 及身體年齡。當時我一站上去，數字顯示：身體年齡 53 歲。

　　「什麼！我的身體年齡竟然比我的年紀還老。」這怎麼行，我心想一定要找到正確的方式來減重。

　　我走進書局找方法，當時生酮飲食正在流行，書架上一排介紹利用生酮飲食減重的書，這種減重方法要把碳水化合物控制在極低

量，又要吃大量的脂肪，我很愛吃飯，這對我來說很難執行。後來我看到有一本日本醫師所寫關於「半醣飲食」的書，看了內容後發現，只要把平常吃的碳水化合物減半、增加蛋白質和蔬菜量，就能瘦身又不挨餓。這樣的方式相對容易，於是我一邊執行，也一邊研究瘦身原理。

我沒有特別設計菜單，如常地在家吃早餐，午餐帶便當，為了減醣，晚餐我就不吃飯，只吃肉跟菜，一個月就瘦了 5 公斤。

在查找資料過程中我也發現，肥胖的關鍵原因是荷爾蒙在做怪，始作俑者是「胰島素」。因此，明白胰島素的運作機轉，搞定它，就能控制好體重。（詳見 PART3）

除了減醣，我也運用胰島素分泌的原理，把飲食順序調整為「水、肉、菜、飯、果」，讓胰島素不會大幅波動。餐食的營養素份量分配上，則是參考「哈佛健康飲食餐盤」的設計，蔬菜占每餐的一半份量，另一半則是米飯和肉類等蛋白質，當中蛋白質的比例會比米飯多。這樣施行下來，發現可以增加身體的飽足感，不容易餓。（詳見 PART4）

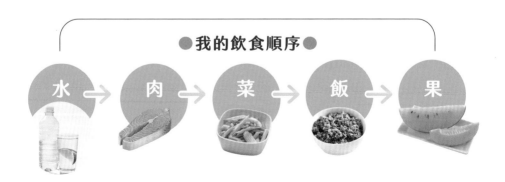

●**我的飲食順序**●

水 → 肉 → 菜 → 飯 → 果

進行減醣減重一年後，我的體重從 79 公斤降到 72 公斤，脂肪肝從中度變輕度，但體重就進入停滯期，且體脂肪仍高達 30%（男性正常值應 ≤25%）。有句話說「減重八分靠飲食，二分靠運動」，為了「增肌減脂」，我開始做「7 分鐘高強度間歇運動（HIIT）」，包含了 12 種能活動到上半身、下半身、核心的運動方式，幫助燃燒內臟脂肪。（詳見 PART5）

進行 7 分鐘運動半年後，我再做檢查，發現體脂肪少了 5 公斤，肌肉增加 1 公斤，體重最低曾降到 66 公斤。歷經兩年半的時間，我靠著調整飲食和運動，成功減重 18 公斤，脂肪肝完全消失，血糖和尿酸沒有紅字，血壓也恢復正常，不必再服藥控制。

2021 年，那年我 53 歲，我又再次站上那台體重計，這回的結果顯示：身體年齡 42 歲。這個數字，整整比實際年齡年輕 11 歲，我超開心的，也很有成就感。

成功減重後，我發現不僅身體變輕盈，精神也變好。

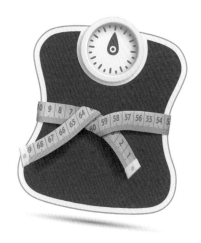

後來我覺得自己太瘦了，就把 7 分鐘運動原本的 12 種運動，改良成做深蹲、捲腹、棒式三種運動，體重增加到 68 公斤，至今都未再復胖。

我在北投健康管理醫院服務時觀察到，來做健檢的民眾半數有過重、肥胖問題。肥胖會引起許多共病症，不僅增加罹患糖尿病、心血管疾病和癌症的風險，也和退化性關節炎、憂鬱、不孕症等有關，世界衛生組織早已將肥胖視為一種慢性疾病。台灣是亞洲最胖國，也是亞洲糖尿病盛行率最高的國家，我希望能用自己的親身實證經驗，幫助大家進行體重管理，擺脫過重及慢性病的威脅，重拾健康生活。

●我的三種運動●

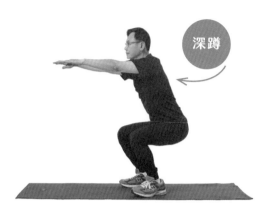

深蹲

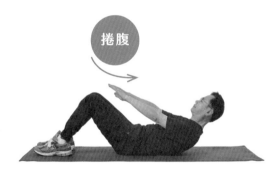

捲腹

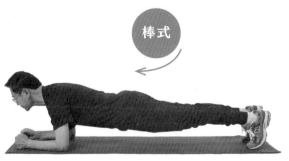

棒式

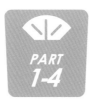
脂肪肝
真的可以不理它？

　　在這裡，我要向在我減重前，來看我門診、患有脂肪肝的病友懺悔，說聲抱歉。

　　過去醫界認為脂肪肝沒什麼症狀，相對於病毒性肝炎是一種比較良性的狀態；我在臨床上也幾乎沒看過患者因為單純脂肪肝而導致肝臟硬化甚至肝癌的情況，所以門診時，碰到被檢查出有脂肪肝問我該怎麼辦的患者時，我都會安慰他們說：「這沒關係啦，我也有脂肪肝，你就油炸的少吃一點，不要喝酒。」當時我沒有正確的觀念，應付式的說法，其實是錯誤的，現在常常想到就覺得對不起病患。

　　後來在我減重的過程中，研讀許多資料，再加上這幾年國際間對脂肪肝的研究和瞭解愈來愈多，才明白脂肪肝已是現今全球最主要的肝臟疾病，會衍生出身體許多共病，是不容忽視的病症。

　　脂肪肝顧名思義就是有過多的脂肪累積在肝臟內，這些脂肪的來源，除了過量的酒精，大部分是來自我們飲食所攝取的碳水化合物與糖分，像是澱粉類食物、餅乾糕點、含糖飲料等，如果沒有節制，吃的量過多時，就會轉變成三酸甘油酯貯存在肝細胞中。而當肝臟脂肪含量超過肝臟重量的 5% 時，就是罹患了脂肪肝，俗稱的「肝包油」。大家如果不好想像的話，其實我們日常生活中就可以看到和吃到脂肪肝，像是頂級美食鵝肝，就是鵝的脂肪肝；黑白切裡的「粉肝」，是脂肪累積過多的豬肝，越油還越細緻滑嫩越好吃。這些鵝肝、豬肝通常是人類強迫灌食的結果，使大量過剩的熱量轉化成脂肪在肝臟積聚，最後養出腫脹肥大的肝臟，就是脂肪肝了。

Q. 脂肪肝是什麼？

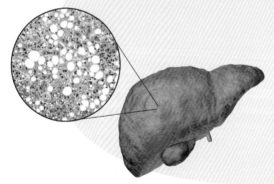

A.

當飲食所設計的熱量過多時，
就容易轉換為脂肪儲存在肝臟中。
當肝臟脂肪含量已超過
肝臟總重量的 5% 時，
就是罹患了脂肪肝。

　　門診時也會碰到病患問我說，他吃素、吃得很清淡也沒有喝酒，怎麼還會有脂肪肝？進一步詢問就會發現，素食病患雖然不吃動物

性脂肪和肉類等蛋白質，或是有的長輩因為怕胖不敢吃太多油脂，但因為容易感到飢餓，所以就會多吃米飯和麵食來增加飽足感，不知不覺吃進過多的碳水化合物，就會轉化為脂肪附著在肝臟上。

臨床上，輕度的脂肪肝沒什麼症狀，往往讓人難以察覺，大部分的人都是因為肝指數異常或是在健檢時才發現有脂肪肝的問題。現今脂肪肝無法透過抽血的方式來診斷，腹部超音波是方便、非侵入性又低成本的最好方式。

身為胃腸肝膽科醫師，過去時常有機會到公司行號幫員工進行腹部超音波篩檢，會發現幾乎有一半的人有脂肪肝，尤其在男性更為常見。肝病防治學術基金會也曾在 2023 年 7 月進行全台免費腹部超音波篩檢活動，4663 位受檢者中有 2505 位有脂肪肝，相當於每 2 人就有 1 人有脂肪肝，跟我的臨床觀察不謀而合。

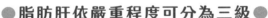

●脂肪肝依嚴重程度可分為三級●

輕度脂肪肝	脂肪占肝臟重量約 5 ～ 10% 未有肝臟受損情形，也沒有明顯症狀。
中度脂肪肝	脂肪占肝臟重量約 10 ～ 25% 可能合併肝臟發炎，有肝硬化風險，部分病患會出現輕微不適感。
重度脂肪肝	脂肪占肝臟重量約 30% 出現肝纖維化，肝硬化風險高，可能會出現如腹部脹痛、噁心、嘔吐等症狀。

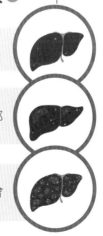

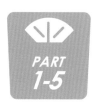

脂肪肝是很多代謝疾病
及心血管疾病的警訊

由於疫苗和藥物的研發，由 B、C 肝病毒引起的肝炎已經逐步獲得預防與治療，現今盛行率更高的脂肪肝成為肝臟的主要威脅，因此受到各國肝臟醫學會的關注。過去為了與酒精引起的脂肪肝區隔，醫界將一般常見的脂肪肝稱為「非酒精性脂肪肝」（nonalcoholic fatty liver disease, NAFLD），但考量到 NAFLD 與代謝異常息息相關，於是 2020 年國際肝臟專家將非酒精性脂肪肝更名為「**代謝功能障礙相關脂肪性肝病**」或稱「**代謝性脂肪性肝病**」（metabolic dysfunction-associated fatty liver disease, MAFLD），把不管是酒精、代謝性異常或其他慢性肝病引起的脂肪肝，統統包含在內。

雖然脂肪肝通常沒有明顯症狀，但脂肪長期堆積在肝細胞中，還是有機會造成肝發炎，導致肝發炎指數（ALT）異常，進而變成肝纖維化，嚴重時也可發展成肝硬化和肝癌。

脂肪肝除了會傷肝，也與第 2 型糖尿病、肥胖、胰島素阻抗、

代謝異常密切相關，這些也都是心血管疾病的危險因子。也就是說，脂肪肝是很多代謝疾病及心血管疾病的警訊。

由於台灣的醫療環境分科過細，專科化後，不同病症分屬不同科，造成民眾就醫出現片斷醫療的情況，一個有脂肪肝的患者，也可能同時患有糖尿病、高血脂，但分好幾科看；糖尿病看新陳代謝科、血脂異常看心臟科、脂肪肝才來看我的胃腸肝膽科，各科醫師也多只處理患者屬於該科的病症，這樣的看診方式，病人無法得到全面性的照護。

因為有了切身經驗，後來我到北投健康管理醫院服務，也在區域醫院兼診，看到有脂肪肝的患者，就會把其他的檢查數據和報告都調出來看，做一個全面的檢視，然後花時間做衛教，告訴病患正確的觀念和做法。

治療脂肪肝沒有特效藥，最好的方式是減重和運動。根據美國肝臟研究學會（AASLD）發布脂肪肝指南建議，減重 3～5% 可改善脂肪肝，如果已經出現脂肪性肝炎，則需減重 7～10% 以上。從我減重的經驗發現，當我施行半醣飲食並調整進食順序，體重雖然有明顯下降，血壓、血糖、尿酸值也都恢復正常，只剩脂肪肝從原本的中度降為輕度，並沒有完全消失，讓我感覺這減重成果不夠「完美」，最後也是靠著運動，才完全消除脂肪肝。也有統計指出，從發現脂肪肝到完全恢復正常最多需要 4 至 5 年的時間，所以只要有恆心，脂肪肝是可逆轉並可痊癒的。

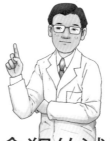

醫師也會犯的減重迷思

(迷思一
少量多餐?)

　　醫院是個高壓的職場環境，當我還在亞東醫院擔任胃腸肝膽科主治醫師時，每個診的掛號病患高達 80 至 100 人，看診常常會過午，中間肚子餓，就隨便吃幾片蘇打餅，想說蘇打餅乾鹹鹹的，沒有太多添加物，熱量不高還可以稍稍止飢，等看完診再匆匆扒便當吃。

　　護理師們到了下午，常常會團購飲料、點心，藉由吃來抒壓，因為吃甜食可以幫助大腦分泌血清素，產生愉悅感，讓心情變好。我常常也會跟著點上一杯珍珠奶茶或拿鐵，這似乎是繁忙工作之餘的小確幸，慰藉一下工作的緊張感。

　　後來我走上減重之路，回頭檢視那時我到底每天吃了些什麼，才發現除了正餐之外，餐與餐的中間吃了不少零食，那蘇打餅雖是鹹的，但也是碳水化合物，3、4 片熱量就幾乎等於半碗飯，更別說珍珠奶茶，是含糖量超高的碳水化合物，我這種「少量多餐」的方

式，也是造就體重不斷上升的原因之一。

在減重的過程中，我研究過不少減重方法，「少量多餐」也是不少人會採用的減重方式，想說每餐減少進食的量，把三餐增加為五餐或六餐，也可以避免肚子餓。但其實這是錯誤的認知。

每一次當我們進食，血糖就會波動上升，進而引發胰臟分泌胰島素來控制血糖，像是中午 12 點吃午餐，胰島素開始作用，經過兩三個小時後，原本血糖要慢慢下降，維持穩定；當空腹一段時間後，體內的胰島素處於低點，身體就會開始燃燒脂肪，但如果這個時候又吃點心，才要休息的胰臟又要開始工作，造成高胰島素血症，人體根本沒有機會燃燒脂肪。

過去在捷克有研究，將 54 名糖尿病患者分成兩組，一組一天吃兩餐（早餐和午餐），另一組一天吃六餐，就是在三餐正餐外，再加三次點心，兩組每天吃的總熱量相同。結果發現，在控制熱量的情況下，兩組受試者的體重都有下降，吃兩餐這組的體重平均減少3.7 公斤，吃六餐這組減少 2.3 公斤。腰圍部分，吃兩餐這組，平均減少 5.14 公分，吃六餐這組則減少 1.37 公分。不僅吃兩餐這組比吃六餐這組減重效更好，而且血糖波動也更穩定（註③）。

註③：Kahleova H, Belinova L, Malinska H, Oliyarnyk O, Trnovska J, Skop V, et al. Eating two larger meals a day（breakfast and lunch）is more effective than six smaller meals in a reduced-energy regimen for patients with type 2 diabetes：a randomised crossover study. Diabetologia. 2014 Aug；57（8）：1552–60. pmid：24838678
https：//link.springer.com/article/10.1007/s00125-014-3253-5#Tab2

　　這個研究的受試者都是糖尿病患者，由於會有胰島素阻抗，比一般人更不容易減脂，但還是可以發現，少量多餐的減重效果比較不好。**減重成功後，我就常跟要瘦身的人說，你就三餐吃飽，吃飽了就有力氣減重，就不會因為肚子餓，又受到零食點心的誘惑。**

　　還有，血糖的波動跟吃什麼東西也很有關係，當我們吃進高比例的碳水化合物後會提高血糖的濃度，刺激胰島素大量分泌，但卻沒有辦法維持太久的時間，所以你吃碳水化合物，特別是這些高果糖食物或飲料，身體不會告訴你吃飽了，常聽人家說「有第二個胃裝甜點」就是這個道理。**往往我們下午茶吃的東西，主要成分都是碳水化合物，也是造成血糖波動，不利燃脂減重的原因。**

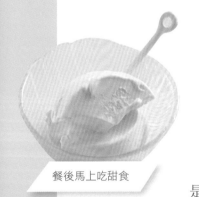

餐後馬上吃甜食

　　要我們都不吃甜點、糕餅，好像又太嚴苛了，畢竟這些食物真的很美味。有些公司行號的員工福利是設有點心區，每天無限量的供應餅乾、咖啡，不去吃又太對不起自己。那怎麼辦呢？**我偶爾也會想要吃點蛋糕等甜食，**但我把它當成「Dessert」而不是「Snack」。「Dessert」是「飯後甜點」在飯後吃，「Snack」是在餐外時間吃的「點心」。**進餐時我依循「水、肉、菜、飯、果」的順序吃完後，再吃甜點，就可以減緩血糖飆升。**但你不可以想說，反正是在同一個進食時間點，我先吃甜點再吃正餐，這樣先吃進碳水化合物，血糖馬上就會上來，胰島素接著上升，減重就破功了。因此，無論你想吃蛋糕、冰淇淋、餅乾……，都請在餐後吃，且記得控制總量。

迷思二
少吃一些降低卡路里？

「吃少一點」、「要控制熱量」，是我一開始力行少吃多動的減重方式時，每每到了要吃東西，會特別提醒自己的兩句話，目的是為了要製造「熱量赤字」。意思是，我每天吃進去的熱量少於身體維持體重所要消耗的熱量，吃得少用得多，形成熱量缺口，這樣就會瘦。

根據熱量赤字的原理，有人已經算出，只要累積少吃進 7700 大卡的熱量，就可以減少一公斤的體重。按照這個說法，一個 70 公斤的人，如果每天少吃 500 大卡，算起來每 2 周可減掉 1 公斤，那麼他在 140 周（2 年 9 個月）後，就會在地球上消失！但這樣的事情從來沒有發生過，為什麼呢？

身體為了維持正常運作，每天都需要消耗熱量，這些熱量被用來進行基礎代謝、運動、吃東西以及非運動的各項活動（睡覺時也在消耗熱量）。當攝取的熱量不足時，身體為了要生存下去，就會進入節能模式，讓新陳代謝變慢、體力下降，減少卡路里的消耗，人就會變得比較沒精神、不想動、做事不專心，甚至情緒也會低落或有煩躁感，容易生氣；因為吃得愈少，身體怕餓死就會調高體重設定，並且產生食慾讓人想吃東西，腦子裡常常會想到食物，很多人常常在這時就破戒，開始大吃大喝，然後還會告訴自己，吃完這一餐，我明天再開始減肥。殊不知當你餓久了又吃多，這時身體會

想說，有食物和熱量進來了，我要趕快儲備糧食，以備飢荒時可以使用，所以這些熱量就被轉換成脂肪，幾次反覆下來，體重不減反增。

所以**少吃，減少熱量的攝取並不是減重的好方法，定時定量進食，身體就不會處於生存保衛戰模式**。既然不用刻意減少卡路里的攝取，那吃什麼，就是另一個重要的考量點了。

在減重初期，我還搞不太清楚各類營養素在人體的作用時，以為相同卡路里的食物，其能量值是相同的，可以相互置換，但後來仔細想想，發覺事有蹊蹺。

我舉個例子，來比較一下卡路里同樣是 500 大卡的腓力牛排和全糖珍珠奶茶，它們的脂肪、碳水化合物、蛋白質等成分的含量都不相同。牛排主要成分是蛋白質，而珍珠奶茶的碳水化合物比例很高。

營養成分	500 大卡腓力牛排	500 大卡全糖珍珠奶茶
脂肪	28.9 克	12.8 克
碳水化合物	0.27 克	95.2 克
蛋白質	55.6 克	1.1 克

　　不同的食物，即使卡路里數字相同，吃下肚後燃燒的結果也很不一樣，你吃下去 100 大卡的食物，並不代表這 100 大卡全部轉換成身體的熱量。這是因為我們從吃進食物到消化、分解、吸收的過程當中，身體要消耗能量來代謝成身體所需的熱量和營養素，雖然食物在表面上看起來熱量相同，但經過身體處理後，實際得到的熱量卻不同，這就是「**食物產熱效應**（thermogenesis）」的原理。

　　各種營養素中，以蛋白質的產熱效應最高，約占所攝取熱量的 20 ～ 30%，也就是說當我們吃下 100 大卡的蛋白質食物時，身體會花 20 ～ 30 大卡的熱量來消化分解蛋白質，剩下 70 ～ 80 大卡會被人體吸收當作能量來源。而碳水化合物的產熱效應是 5 ～ 10%，脂肪是 0 ～ 3%，所以說同樣吃下 100 大卡的食物，經過處理後，碳水化合物食物有 90 ～ 95 大卡會儲存在體內；脂肪有 97 ～ 100 大卡會儲存在體內。

　　除了不同食物引起的產熱效應外，最重要的是不同食物對血糖的影響，糖及碳水化合物會讓血糖快速上升，進而引起胰臟分泌大量胰島素去調控血糖；至於吃進去的蛋白質約有 20% 會透過糖質新生形成血糖，但它造成的血糖上升不是立即的；至於脂肪吃進肚子不太會引起血糖波動，相對的也不太會刺激胰島素分泌。

　　假設有兩個人，同樣都是吃進熱量 1600 大卡的食物，一個吃的是可樂、洋芋片、麵包、餅乾等俗稱的垃圾食物，另一個吃的是豐盛營養的菜餚，各類營養素都有。吃垃圾食物這位吃進的是含有大量

糖、精緻澱粉、脂肪含量高,且蛋白質、纖維含量較低的食物,身體其實不需要耗費太多的能量來消化這些高度加工的食物,因此食物產熱效應也會相對較低,且大量糖及精緻澱粉會造成高血糖及高胰島素,更容易造成肥胖。

蛋白質、碳水化合物和脂肪也是提供我們身體熱量的主要營養素,蛋白質和碳水化合物每公克可提供 4 大卡熱量,脂肪可提供 9 大卡熱量,再對照食物產熱效應來看,如果吃對食物,的確能幫我們消耗更多的能量。**吃蛋白質食物熱量相對低,且最容易消耗熱量,相較起來,是較好的食物來源,且容易有飽足感**,而吃碳水化合物和油脂類食物熱量消耗較少,要慎選食物種類,像是**選擇健康的脂肪和全穀類,才不會囤積熱量,有助減重**。

1600kcal　　　　1600kcal

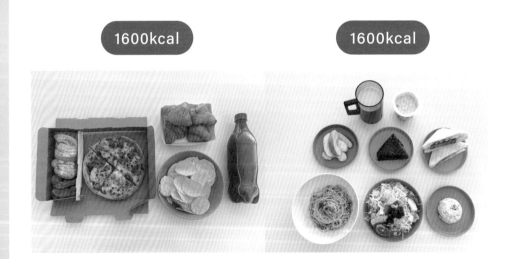

（ 迷思三
吃大量水果很健康？ ）

　　有些民眾減重時，不吃飯不吃肉，就吃大量水果，因為水果含有維生素、纖維素及礦物質等多種豐富營養，以為這樣吃很健康又可以變瘦，其實這是錯誤的觀念。

　　台灣一年四季都可以生產豐富多樣的水果，有水果王國之稱，再加上農作改良技術好，使得水果的甜度愈來愈高。水果裡的糖是果糖及葡萄糖，這兩種糖都是一種單醣，比起雙醣、寡醣、多醣，它的構造簡單，容易被人體吸收。

　　我們的身體細胞並不會使用果糖，你有聽過生病吃不下東西，身體虛弱時，到醫院會打葡萄糖來補充營養和熱量，但不會打果糖。

Q. 醣類家族是什麼？

A. 醣類是碳水化合物的總稱，
依其分子結構分為簡單的醣類
（一般稱為糖）和複雜的醣類。
簡單的醣類吃起來有甜味，
包括單醣和雙醣；
複雜的醣類則不一定有甜味，
包括寡醣和多醣。

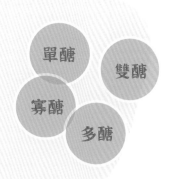

● 四種醣類家族 ●

單醣	是最小單位的糖 例如：葡萄糖、果糖和半乳糖。
雙醣	由兩個單醣分子所組成 例如：蔗糖、乳糖和麥芽糖
寡醣	存在於植物或微生物中，由 3-10 個單糖所構成，寡醣在腸道當中不易被消化分解，可促進腸胃蠕動、防止便秘以及幫助維持腸道菌相 例如：果寡糖、木寡糖等糖類替代品。
多醣	由 10 個以上單糖所構成，是我們主要攝取能量的最大來源 例如：米、麵包、饅頭、吐司、地瓜、馬鈴薯等全穀根莖類、纖維質。

　　葡萄糖和果糖都是單醣，但是代謝路徑不同。當人體吸收葡萄糖後，會刺激胰島素分泌，讓葡萄糖進入細胞利用，燃燒葡萄糖後，導致血糖下降，剩下大約 20% 沒有被利用的葡萄糖會進入肝臟貯存成肝醣或脂肪。

　　但果糖不會刺激胰島素分泌，血糖不會上升（因此曾被推薦為糖尿病患者的糖類取代品），而是直接進入肝臟代謝，它就像是披著羊皮的狼，在代謝過程中露出真面目，引發各種問題。果糖在肝臟的代謝會變成三酸甘油酯，儲存在肝臟變成脂肪肝，進一步會降

低胰島素的敏感度，久而久之血糖就會升高，形成胰島素阻抗，也就是糖尿病的前身。而肝臟裡過多的三酸甘油酯還會被轉運出來，造成極低密度脂蛋白膽固醇（VLDL-C）及低密度脂蛋白膽固醇（LDL-C）上升，形成高膽固醇血症。除此之外，**果糖在肝臟代謝還會消耗大量能量（ATP）形成尿酸的代謝物嘌呤，除了可能造成痛風，也易促使血壓上升。**

有人喜歡把水果榨成果汁來喝，無形中就會吃進更多果糖，一杯 400cc 的柳橙汁大約需要用 5 到 6 顆柳丁來榨成汁，但你不太會一次吃 5、6 顆柳丁，**果汁只有水和果糖，水果還含有纖維質，可以產生飽足感，所以要喝果汁不如去吃水果，但不宜吃多。**

過去我們家也很愛吃水果，早餐和晚餐一定會有一大盤水果，但我後來知道果糖的代謝機制後，就減少水果的攝取，改成只在早餐吃水果，而且每次只吃飯碗八分滿或一個拳頭大小的量。

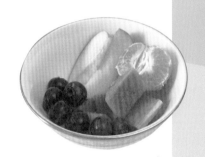

水果飯碗八分滿

水果的果糖是天然的糖，最可怕的是許多食品裡的添加糖。 1970 年代「高果糖玉米糖漿（High Fructose Corn Syrup，HFCS）」問世，這是一種透過酵素水解，將玉米澱粉轉化成不同果糖濃度的糖漿，它的甜度高、成本低，迅速地被食品製造商用來取代高價的蔗糖，廣泛使用各式加工食品、麵包、餅乾、糕點、調味料、醬料及含糖飲料。

高果糖玉米糖漿是由果糖和葡萄糖組合而成，兩者是以單醣的存於糖漿中。常用於食品的高果糖玉米糖漿有三種，分別是 HFCS42、HFCS55 和 HFCS90，當中的數字就是果糖的比例，以 HFCS55 為例，就代表著有 55% 是果糖，45% 是葡萄糖，這兩種糖的代謝方式不同，如同前面所講的，果糖要透過肝臟代謝，葡萄糖則會刺激胰島素分泌，轉化為細胞的能量。

依照世界衛生組織的建議，成人每天添加糖（含葡萄糖、果糖、蔗糖等各種糖類）的攝取量不宜超過總熱量 10%，最好能低於 5%，如果以成人每日建議攝取熱量 2000 大卡來計算，添加糖類攝取量應低於 200 大卡，以 1 克糖 =4 大卡來換算，10% 是 50g，5% 的話就是 25 克。

因為食品裡的添加糖無所不在，現今我們攝取的糖其實都過多了。一罐 200cc 的可樂就含有 20 ～ 30 克糖，一杯全糖的珍珠奶茶含糖量高達 70g，再加上吃進其他食物，一天下來常常都爆糖，這些糖最後變成脂肪，危害身體健康。

也有人問我說，「吃果糖對健康不好，那蜂蜜呢？是純蜂蜜，沒有加糖的喔！」**蜂蜜含有維生素、礦物質、蛋白質和葉酸等營養素，但它糖含量約占 70%，其中 33% 是果糖、27% 是葡萄糖，所以也不能攝取太多**，尤其是夏天，很多人喜歡喝蜂蜜檸檬汁，為了要中和檸檬的酸，常常就會加入過量的蜂蜜，要特別留意。

迷思四
吃脂肪就會胖？

說到減重就想到要減脂，大家就對脂肪避之唯恐不及，也把脂肪視為是心臟病、高血壓等疾病的罪魁禍首。

美國在 1992 年公布的飲食金字塔中，把各種碳水化合物放在金字塔的底部，占攝食比重的 60%，同時呼籲要減少脂肪的攝取，這個飲食金字塔影響了全世界的營養和健康觀念，讓所有人把脂肪當作健康的敵人，把穀物等高碳水化合物當作重要的食品，但之後呈現的結果是，**世界各國的肥胖率都在往上升，糖尿病和心血管疾病患者愈來愈多，其實禍首是高碳水化合物而不是脂肪。**

脂肪與蛋白質、碳水化合物一樣，是重要的營養素，也是身體活動的主要熱量來源，它還具有維持體溫、保護內臟器官、幫助脂溶性維生素的吸收、讓荷爾蒙正常分泌，以及維持神經系統的正常運作等功能，所以我們少不了脂肪。

脂肪可分為飽和脂肪和不飽和脂肪。飽和脂肪在室溫下會凝固，主要來源是動物性脂肪，像是肉類、牛油、豬油等，而植物性飽和脂肪則來自椰子油及棕櫚油。不飽和脂肪在室溫下呈液體狀態。主要來自植物油，如橄欖油、芥花籽油、花生油；種子如瓜子、松子；堅果如核桃、腰果。

過去飽和脂肪被視為是一種不健康的脂肪，認為吃太多會增加膽固醇並增加罹患心臟病的風險。但近幾年陸續有研究推翻飽和脂肪是壞油脂的刻板印象，發現飽和脂肪與心血管疾病之間無顯著關聯（註④、⑤）。像我很喜歡吃肉，當然吃雞、鴨、魚等白肉會比牛、羊、豬等紅肉好，不過三層肉我也吃，不會刻意把脂肪挑掉，只要是原型沒有加工過的脂肪都可以吃。

不過**飽和脂肪也不宜攝取過量，建議不要超過總熱量的 10%。假使一天攝取 2000 大卡的熱量，其中由飽和脂肪提供的不應該超過 200 大卡。**以一公克脂肪能提供 9 大卡熱量換算起來，一天攝取的飽和脂肪最好控制在 22 克以下。

提醒大家注意的是烹調用的油，常聽到的有 Omega3、6、9，它們是屬於不飽和脂肪酸的一種，而不同的不飽和脂肪酸，對人體也有不同的功用，我整理成表格來讓大家了解。

	Omega-3 多元不飽和脂肪酸	Omega-6 多元不飽和脂肪酸	Omega-9 單元不飽和脂肪酸
功效	抗發炎 減少血栓形成	保護細胞、促進凝血，但若攝取過量導致人體發炎	抗氧化 有助維持心腦血管健康
食物來源	人體無法自行合成。可自亞麻仁油、核桃及高脂的魚類（如鮭魚、鯖魚、秋刀魚等）中攝取。	人體無法自行合成。可取自葵花油、玉米油、大豆油、葵花油、花生等。	人體可自行合成。可取自橄欖油、苦茶油、芝麻油、酪梨（油）等。
烹調方式	最不耐高溫	不耐高溫	耐高溫

有一種油脂是我們身體不愛的，就是植物油經過氫化程序轉化而成的反式脂肪。反式脂肪可以耐高溫、油品不易變質、延長食物的保存期限，也可增加食物的酥脆、滑嫩口感，因為價格低廉，很多食品都會使用它。像是鹹酥雞、薯條、餅乾、麵包、酥皮糕點、人造奶油、奶精、花生醬……等。這些食物都很誘人，但吃多了就會有心血管疾病、糖尿病、肥胖、身體炎症等風險。

要注意的是，外面餐廳在烹調時，考量成本，大部分都是使用含有較多 Omega-6 的植物油，如大豆沙拉油，這類油脂不耐高溫，若是採用煎、炸方式烹調，也會釋放出反式脂肪，吃多了會影響身體健康。如果想吃油炸的，就在家自己煮，用含有 Omega-9 的橄欖油、苦茶油等，就不會造成身體負擔。

所以，不是吃脂肪就會胖或是減重不能吃脂肪，而是要吃對。份量的話是，每天脂肪的攝取量要占總熱量的 20 ～ 30%，根據美國心臟學會建議，**最佳的油脂攝取比例為多元不飽和脂肪酸（Omega-3、Omega-6）：單元不飽和脂肪酸（Omega-9）：飽和脂肪酸 ＝ 1：1.5：0.8，其中 Omega-3 與 Omega-6 的比例為 1：1。**

註④：Fernando,W.M.A.D.B.,Martins,I.J.,Goozee,K.G.,Brennan,C.S.,Jayasena,V.Martins,R.N.（2015）. The role of dietary coconut for the prevention and treatment of Alzheimer's disease： potential mechanisms of action. British Journal of Nutrition.114,1-14.
https：//pubmed.ncbi.nlm.nih.gov/24723079/

註⑤：Cara B Ebbeling et al.Effects of a low-carbohydrate diet on insulin-resistant dyslipoproteinemia—a randomized controlled feeding trial.The American Journal of Clinical Nutrition.Volume 115, Issue 1, January 2022, Pages 154-162
https：//www.sciencedirect.com/science/article/pii/S0002916522001198

迷思五
相信體重機上的數字?

體重機是減肥者的良伴,無論是早上起床、剛吃完大餐或是睡覺前,總會站上體重機來看看自己體重的變化,當看到數字下降時,不知不覺就會露出笑容,彷彿覺得世界真美好。

但體重機上的數字減少,有可能是假象,減掉的可能是水分或肌肉,**別被騙!要瘦身,不能只是減重,而是要確確實實的「減肥」**,減除身上多餘的「肥肉」,就是「體脂肪」。

我們身上的體脂肪大致可分為皮下脂肪與內臟脂肪兩大類。皮下脂肪附著在皮膚下面,例如,手臂、大腿、臀部等可以用手捏到的地方,像是啤酒肚就是皮下脂肪,皮下脂肪的好處是可以保護人體不受寒和減低外來的衝擊;內臟脂肪則在身體裡面,主要分佈在腹腔和腸胃周圍,可以支撐、固定和保護內臟。

要如何得知自己的體脂是否標準,我提供以下的公式讓大家來計算,然後再與衛福部國民健康署的體脂肪標準對照表來檢視即可。

● 先算出身體質量指數　BMI ●

BMI
計算公式 ▶

$$\frac{\text{體重（公斤）}}{\text{身高 2（公尺 2）}}$$

體脂
計算公式 ▶

男性
$$\frac{1.2 \times BMI + 0.23 \times \text{年齡} - 5.4 - 10.8 \times 1}{\text{女性}}$$
$$1.2 \times BMI + 0.23 \times \text{年齡} - 5.4 - 10.8 \times 0$$

男性年齡與體脂肪標準對照表

	消瘦	標準	微胖	肥胖
18～39 歲	10% 以下	11～21%	22～26%	27% 以上
40～59 歲	11% 以下	12～22%	23～27%	28% 上
60 歲以上	13% 以下	14～24%	25～29%	30% 以上

女性年齡與體脂肪標準對照表

	消瘦	標準	微胖	肥胖
18～39 歲	20% 以下	21～34%	35～39%	40% 以上
40～59 歲	21% 以下	22～35%	36～40%	41% 上
60 歲以上	22% 以下	23～36%	37～41%	42% 以上

資料來源：衛福部國民健康署

讀者們是不是有起身量一下腰圍和體重，計算出你的體脂率了呢？是否符合標準？

前面的敘述有講到，體脂肪分為皮下脂肪和內臟脂肪，再進一步分析，**通常皮下脂肪累積過多對身體的危害較小**，**真正要注意的是內臟脂肪**。日本相撲選手就是個例子，他們為了要增加體重，每天吃大魚大肉，進食的份量很驚人，一百多公斤的體重，噸位大，十足就是個大胖子，但這些選手並沒有罹患肥胖病患常見的疾病，而他們的血糖、三酸甘油酯、膽固醇數值都正常。研究團隊利用電腦斷層掃描檢視相撲選手體內的脂肪，發現他們雖然腹部肥大，但大部分的腹部脂肪都儲存於皮下，內臟脂肪只有一般內臟肥胖患者的一半，這是他們吃原型食物再加上運動的結果。

反觀有些人看起來瘦瘦的，皮下脂肪不多，BMI 也正常，但內臟脂肪卻超標，就是俗稱的「泡芙人」。當內臟脂肪增加，你可能就會是高血脂、高血壓、高血糖三高的候選人。

要如何得知自己的內臟脂肪是否超標，最精準的測量工具為電腦斷層掃描儀（CT）以及磁振造影掃描儀（MRI）等方式莫屬，但CT的輻射劑量相對較高，MRI 則需時較長，兩者的檢查費用較高，且這個要到醫院去做，比較不方便，平常我們**可以用幾個簡單的方法自我檢測**。

》第一個方法是**量腰圍**：

男性腰圍 >90 公分，女性腰圍 >80 公分 就要小心內臟脂肪過多的問題。

》第二個方法是**腰臀比**：

把腰圍 ÷ 臀圍，男性腰臀比例 >0.9，女性 >0.8，也是內臟脂肪的高危險群。

》第三個方法是**利用體組成分析儀來測量**：

可以到運動中心、健身房或健檢時到醫院利用高階的體重機（如 index）測量身體組成分析，有些體重計也有測量內臟脂肪功能，可當做參考。

★量測出來的數值在

1～9 代表正常

10～14 代表內臟脂肪偏高

15～30 就是高危險等級

我實施半醣減重一年多後，體重從 84 公斤下降到 77 公斤，以為很有成果，但脂肪肝還是沒有消失，我用家人送我的多功能體重計（可測量體重、體脂、內臟脂肪、BMI 及身體年齡）一量才得知，我的體脂率為 27%，還在微胖等級，內臟脂肪數值為 12，也是偏高。原來只靠飲食調整無法達到良好的減肥成效，後來我又加入了「7 分鐘高強度間歇性運動（HIIT）」，才成功減重也減脂，徹底跟脂肪肝說再見。詳細的做法，在後面的內容（PART5）會跟大家說明。

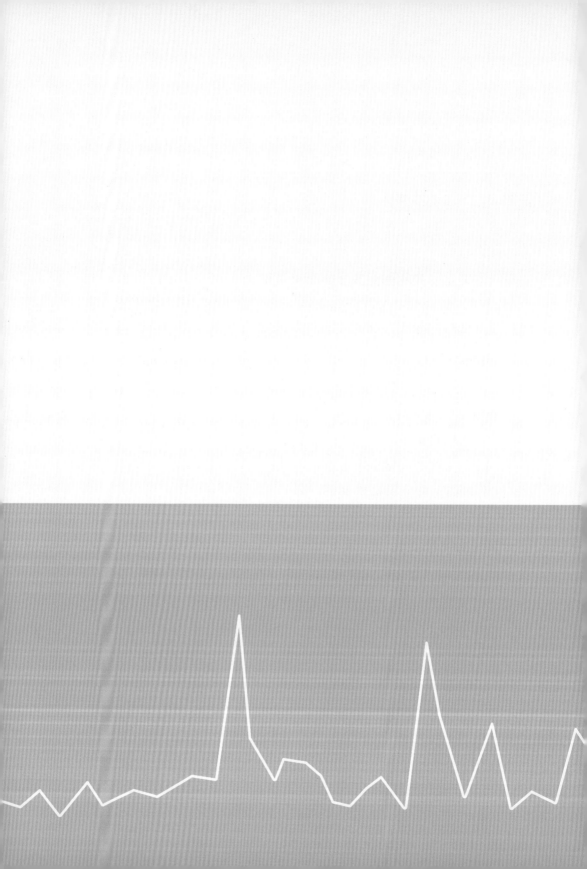

脂肪肝的危機
&膽固醇
沒你想的壞

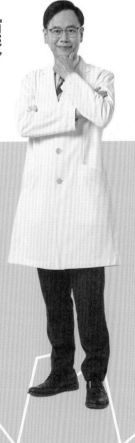

肝臟是身體最大的
化學工廠

「肝若好，人生是彩色的，肝若不好，人生是黑白的。」是大家耳熟能詳的一句話，也凸顯肝臟在人體的重要性。

肝臟是人體最大的實質器官，重約 1.3 ～ 1.5 公斤，也是人體中功能最錯綜複雜的器官，有「最大的化學工廠」之稱，從原物料的輸入，到井然有序的機械化生產，再依序產出與配送，每天都要處理上萬種以上維持生命所需的化學反應，具有解毒、轉化、代謝、合成各種物質的功能。

三大營養素轉換成能量的過程

我們每天必須吃東西，也就是輸入原料，才能維持身體活動與基礎代謝所需的能量，**而能量來源主要來自碳水化合物（醣類）、蛋白質、脂肪等三大類營養素**。很多人都以為，從嘴巴吃進食物，經過咀嚼、唾液分泌，再進入食道、胃、小腸等消化系統後，食物

就被分解讓身體吸收產生能量，其實不只這樣，消化系統只將食物分解成營養素的小單位，還要經由肝臟的合成、轉換和代謝，才能真正被身體組織和細胞所運用，我們先來了解一下三大營養素轉換成能量的過程：

碳水化合物：

碳水化合物依分子大小可分為：**單醣、雙醣、寡醣與多醣**，只有單醣才能被人體直接吸收，轉換為身體所需的能量。

我們平常吃的碳水化合物，如米飯、麵包、饅頭、馬鈴薯、地瓜等，屬於多醣類，身體無法直接吸收利用，不能通過細胞膜，必須經過消化後分解為單醣，從小腸吸收的單醣包含葡萄糖、果糖、半乳糖，會經由肝門靜脈送至肝臟後轉化成葡萄糖，再進入全身性的血液循環分配到周邊組織進行氧化產生熱量供給器官組織使用，剩下沒用完的葡萄糖，肝臟會轉化為肝醣或脂肪貯存在肝臟。

脂肪：

我們吃進去的雪花牛、滷豬腳或堅果等各種富含油脂的食物，因為油脂分子量太大，人體無法吸收利用。肝臟會分泌膽汁進入小腸，將脂肪分解成「乳糜微粒」，乳糜微粒含有大量的三酸甘油酯，之後進入淋巴管，並透過血液循環，這時會有酵素出來把三酸甘油酯裡的脂肪酸分解出來，供脂肪組織和肌肉使用，剩下的乳糜

微粒就送回肝臟做進一步的代謝合成三酸甘油酯。之後肝臟還會不斷進行脂肪合成的工作，利用肝臟合成的極低密度脂蛋白（Very-low-density Lipoprotein, VLDL）將三酸甘油酯及膽固醇包裹起來，經由血液運送到全身組織使用，也會到脂肪細胞進行脂質交換貯存脂肪，再將膽固醇含量相對較高的低密度脂蛋白（Low-density Lipoprotein, LDL），帶回肝臟代謝、再利用。

蛋白質：

當我們吃魚、肉、蛋等蛋白質類的食物時，也同樣要經由消化變成小分子的「**胺基酸**」，再通過血液循環經肝門靜脈送往肝臟進行代謝，因為胺基酸在代謝時會產生氨，氨是具有毒性的，肝臟會將其代謝成較無毒性的尿素，最後經由腎臟排出；同時，肝臟也會把胺基酸送到全身，合成新的蛋白質或酵素、荷爾蒙、免疫抗體等物質。沒使用完的胺基酸會透過糖質新生形成葡萄糖，最後就貯存在肝臟變肝醣或脂肪。

光是將碳水化合物、脂肪和蛋白質轉換為身體可用的能量，就已經夠複雜了，**如果能量過剩，肝臟也要加以處理，像是將碳水化合物處理成肝醣形式、脂肪處理成脂肪酸形式、蛋白質處理成胺基酸形式**，不論是哪種形式，最後多餘的能量，肝臟都會加工處理成脂肪，並且也要把這些過量的脂肪送出去，否則一直貯在肝臟裡，肝臟就會生病。

　　我們常說肝臟是個沉默的器官，身兼多職且日以繼夜地堅守崗位，真的需要我們好好愛惜它。

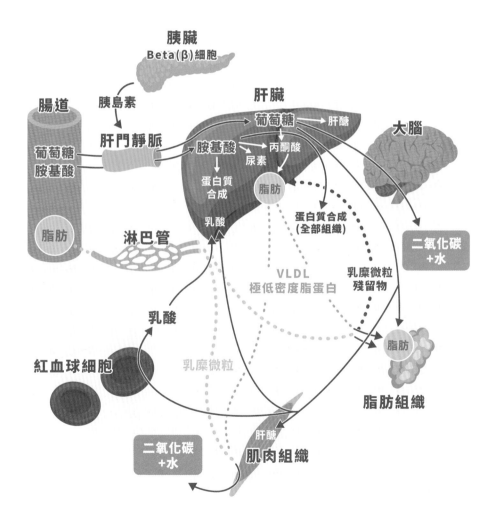

●肝臟代謝三大營養素●

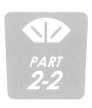
胰島素是能量指揮官

　　肝臟每天忙著把營養素轉化成能量，多餘的就貯存起來，但我們身體每天的活動狀況不同，例如正在健身或跑步，身體需要消耗大量能量；坐在辦公室工作或睡覺，消耗的能量比較少，肝臟是個化學工廠，如何根據身體需求來進行客製化的生產與調節？這背後有個指揮總部，就是「胰臟」，而這個指揮官就是「胰島素」（由胰臟分泌），所以胰島素有「能量指揮官」的稱號。

　　講到胰島素，大家熟悉的是跟糖尿病有關，有了糖尿病表示胰島素這個指揮官的功能出了問題，讓身體亂了套，這個我們後面再來詳細說明。這裡我先來告訴大家，胰島素如何指揮能量的分送與調節。

　　當我們吃進東西時，胰島素便會開始分泌，特別是吃進碳水化合物，當消化分解成葡萄糖時，血糖會上升，胰島素也會上升，讓葡萄糖迅速進入細胞作為能量。胰島素會下令肝臟，有糖進來了，

你要把消化吸收的糖轉化為肝醣貯存起來；此外，因為現在糖（葡萄糖）很多，所以要減少糖的生成，多餘的糖，就進行**脂質新生（De novo lipogenesis）**，合成脂肪貯存，貯存在肝臟的脂肪叫**三酸甘油酯**，所以肝臟裡的三酸甘油酯就會變多。

胰島素也會跟身體各處的脂肪組織說，現在有能量（糖）進來了，你不需要分解脂肪來充當能量使用，多的脂肪就繼續堆積；也會跟肌肉說，這些新進來的葡萄糖可以讓你用，用不完的就貯存起來變肝醣。

反之，如果我們沒吃東西一段時間，例如餐後三小時或斷食，因為血糖下降，胰島素不用進行指揮工作，分泌就會減少，這時，因為身體活動需要能量，肝臟裡的肝醣會先分解成葡萄糖，讓身體使用，如果肝醣快用完了，就會開始將脂肪或蛋白質分解成葡萄糖，來提供能量，脂肪被消耗了，脂質新生的功能就會下降。此外，身體各部位的脂肪組織也會開始分解，以供身體能量所需。

從我們吃不吃東西與胰島素的運作看來，**進食時，胰島素會促使葡萄糖進入肝臟和肌肉，提供身體作為能量的來源，沒用完的葡萄糖在肝臟中被轉化肝醣儲存起來，以備不時之需。**

每個人的肝臟和肌肉都有儲存肝醣的上限，一般來說肝臟大約可貯存 100 公克，男性的肌肉量較多，約可貯存 400 公克，女性肌肉量較少，約可貯存 200 ～ 300 公克，合計起來，男性最多可貯存

500 公克肝醣，女性則為 300 ～ 400 公克肝醣。以碳水化合物 1 公克可產生 4 大卡能量來計算，也就表示，男性的身體只能儲存大約 2000 大卡的能量，女性則是儲存 1200 ～ 1600 大卡的能量。

當肝醣儲存達到上限時，因為脂質新生作用，多餘的糖分會被轉化成脂肪，被貯存起來的脂肪就是三酸甘油酯。當身體需要能量或肝臟脂肪儲存過量時，這些三酸甘油酯必須往外送，藉由極低密度脂蛋白（VLDL）經血液運到全身脂肪細胞，進行脂質交換，留下三酸甘油酯，再將膽固醇含量相對較高的低密度脂蛋白（LDL），帶回肝臟代謝、再利用，這個過程也是胰島素在指揮運作。

如果不斷進食或大量進食，尤其是吃進碳水化合物，脂肪消耗不掉就會囤積，剛開始在胰島素的作用下，脂肪（三酸甘油酯）會輸出並存在皮下，形成皮下脂肪，皮下脂肪的脂肪組織穩定，比較不會在身體作怪。**當皮下脂肪堆積過多，熱量持續積存，超過肝臟的輸出能力時，胰島素就指揮脂肪到非正常的位置堆積，也就是往內臟去，而肝臟是內臟器官中相對大的，所以異位脂肪往往會先堆積在肝臟，形成脂肪肝。**看到這裡有沒有覺得肝臟很可憐，沒日沒夜的工作，有功無賞，壞事卻少不了它。

　　除了肝臟，脂肪也會以同樣的型態堆積在胰臟，形成脂肪胰，導致胰臟受到脂肪浸潤、脂肪堆積在心臟就會心包油，甚至堆積到心血管導致心臟冠狀動脈阻塞。這得多加小心，麻煩就要上身了。

●進食與未進食，胰島素分泌作用●

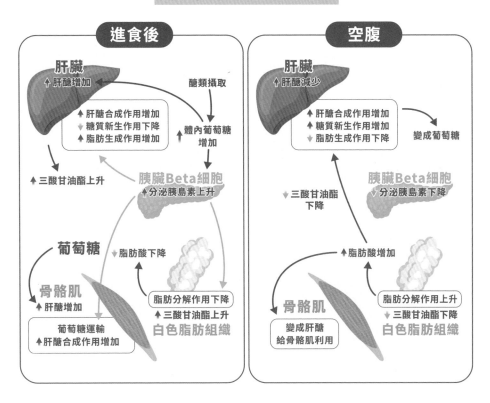

脂肪肝的危機

脂肪會導致肥胖，對肝臟更是毫不留情。前面說了，肝臟是人體的化學工廠，想想看，一個油滋滋的肝臟，還能好好運作嗎？

當脂肪長時間堆積在肝臟中，就可能造成肝組織發炎、受損，如果遲遲沒有改善，肝臟在反覆發炎癒合的過程中，會形成疤痕組織，就會一步步走向纖維化，再發展下去就會演變成肝硬化，使得肝臟難以繼續正常運作，嚴重者甚至走向「肝炎、肝硬化、肝癌」所謂的肝病三部曲。

根據世界衛生組織的標準，身體質量指數（BMI）大於或等於 30 的肥胖人口，幾乎人人都有脂肪肝。肝病防治學術基金會也有統計，國人 40 歲以上脂肪肝發生率 40%，50 歲以上為 50%，相當於每 2 個中年人就有 1 人有脂肪肝；就連 20 ～ 29 歲的年輕族群，也有近 3 成的患者。

從我門診的患者發現，脂肪肝已有年輕化的趨勢。仔細問這些年輕的患者常會發現，他們的共同點幾乎都是喝含糖飲料。之前我也看到一則報導，致力推廣健康飲食的無毒教母譚敦慈，他的兒子也曾因為無法抗拒手搖飲的誘惑，罹患輕度脂肪肝，導致肝發炎指數上升，後來是靠著意志力戒掉含糖飲料，減重 20 公斤，逆轉脂肪肝。

因為飲食習慣的改變，過去幾乎只有酗酒才會得到的脂肪肝，現已成為全世界慢性肝病的主要元兇，這個新一代的沉默殺手，每個人都必須小心。

罹患脂肪肝的人愈來愈多，且它對身體健康造成的影響已得到證實。醫界為了幫民眾健康把關，2020 年時，各國肝臟專家正式提出「**代謝功能障礙相關脂肪性肝病**」或稱「**代謝性脂肪性肝病**」（metabolic dysfunction-associated fatty liver disease, MAFLD）取代原本的「**非酒精性脂肪肝**」（nonalcoholic fatty liver disease, NAFLD）。新舊兩種名稱最大的不同在於，診斷條件從排他性（exclusion），也就是將未長期過量喝酒且沒有合併其他慢性肝病（例如慢性 B 型肝炎、慢性 C 型肝炎或是自體免疫性肝炎）者予以排除，但是罹患非酒精性脂肪肝病的族群並非只有使用酒精與否這麼單純，所以診斷條件變成涵蓋性（inclusion）。

被診斷為代謝性脂肪肝病的條件

以往透過超音波檢查出有脂肪肝，醫師就是口頭告訴你，要注意飲食和運動，但**現在只要檢查出來有脂肪肝，醫師就要繼續往下問，只要加上以下任一條件，就可以診斷為代謝性脂肪肝病**，這些條件包括：

》**體重過重（BMI ≧ 23）**

》**第二型糖尿病**

》**具有兩項代謝異常的證據：**包括腰圍超標、高血壓、高三酸甘油酯、高密度膽固醇降低、糖尿病前期、胰島素抗性及C反應蛋白（C-ReactiveProtein，CRP）上升等（如右頁表）。

C反應蛋白是人體肝臟所產生的特殊蛋白，是一種發炎反應的指標；近幾年研究發現，C反應蛋白是目前臨床上應用最普遍的，是可以預測未來發生心血管疾病的機率，且不受高血壓、糖尿病、抽菸、血膽固醇及家族史影響的預測指標。

簡單來說，只要你有脂肪肝，再加上以上三項條件其中之一，就是代謝性脂肪性肝病，將會對全身健康造成影響。

●代謝異常項目及數值●

代謝異常項目	異常值
腹部肥胖（腹圍超標）	男性 ≧ 90 公分；女性 ≧ 80 公分
高血壓	收縮壓 ≧ 130mmHg；舒張壓 ≧ 85mmHg
高三酸甘油酯	≧ 150mg／dL
高密度膽固醇（HDL-C）過低	男性 <40mg／dL；女性 <50mg／dL
糖尿病前期	空腹血糖 ≧ 100mg／dL
胰島素抗性	胰島素抗性指數（HOMA-IR）≧ 2.5
C 反應蛋白上升	>2mg／L

脂肪肝與胰島素阻抗
的關係

肝臟是食物能量貯存和生成的核心，與脂肪儲存相關的疾病都和肝臟脫離不了關係。而**脂肪肝第一個可能會導致的身體危機就是胰島素阻抗。**

肝臟塞了太多脂肪後，若持續過量進食，胰臟就要分泌更多的胰島素，迫使糖進入肝臟，把這些能量再塞進去，要將糖塞進脂肪肝裡會變得愈來愈困難，就愈需要更高濃度的胰島素才能把能量送進已充滿脂肪的肝臟裡。

慢慢的，身體對胰島素產生阻抗，因為不能再塞了，就對胰島素這個指揮官下的指令已讀不回，血液中有更多的葡萄糖無法轉換成肝醣或脂肪儲存。但能量還這麼多，沒送進肝臟和細胞怎麼辦？胰臟只好拼命分泌胰島素，強行把葡萄糖透過脂質新生變成三酸甘油酯（脂肪）塞進肝臟裡，讓脂肪肝裡充滿更多脂肪，造成更嚴重的胰島素阻抗，這是一個惡性循環。

　　我來用鐵路運輸打個比方，細胞就像列車車廂，胰島素是站務人員，葡萄糖是乘客。平時輸運正常時，胰島素（站務人員）給予正確的指示，車門就開啟讓葡萄糖（乘客）進入車廂內（細胞內），順利的把這些能量運送至各處，供細胞使用。

　　碰上大節日時，乘客變多，大家都想搭車返鄉或去旅遊，車廂擠得滿滿都是人，但人潮還是持續湧入車站，車站只好加派站務人員（胰島素），一方面要車廂內的乘客往車廂裡面走，一方面把月台的乘客送進車廂裡，這時的車廂就更擠了。

●什麼是胰島素抗阻●

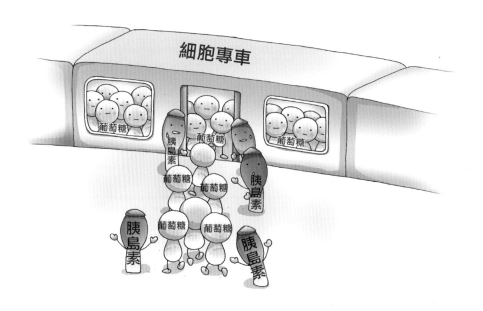

　　但要搭車的乘客還是很多，站務人員只好繼續加派人手，繼續把乘客推進車廂裡。這時，因為車廂真的塞爆了，不能再擠進來了，所以車門就不開了，也就是細胞拒絕胰島素把葡萄糖塞入細胞，即使胰臟分泌更多胰島素（站務人員）去逼使乘客進入，只會造成更嚴重的胰島素阻抗，讓情況變得更糟。

　　胰島素分泌一多，貯存的脂肪就不會分解，因為這個指揮官一直告訴身體，有能量進來，要先使用先處理，身體合成的脂肪就會越積越多，進而導致肥胖。

　　而胰島素阻抗會引發高胰島素血症，也就是胰臟分泌更多胰島素進入血液中，而高胰島素血症也會產生胰島素阻抗，這樣的惡性循環周而復始，總有一天站務人員會過勞無法上班甚至罷工，最後指揮總部（胰臟）派不出足夠的人力（胰島素），造成月台上擠滿了乘客（葡萄糖），血糖便會升高。還有，脂肪除了堆積在肝臟變脂肪肝之外，也會堆積在胰臟變成脂肪胰，它是第二個苦主，一方面要拼命分泌胰島素，一方面胰島細胞可能會被肥死，糖尿病上身指日可待。

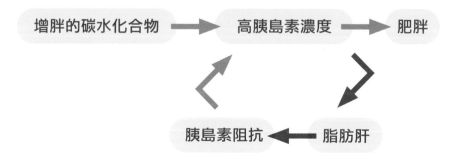

脂肪肝如何變成
代謝症候群？

從前面的內容說明可以知道，脂肪肝、內臟脂肪、胰島素阻抗有密切的關係，而它們都共同會擾亂身體健康，形成「代謝症候群（Metabolic Syndrome）」。

我減重後不時會到社區去進行「遠離代謝症候群」主題的衛教演講，我問民眾說，我也有三高，你們知道是哪三高嗎？台下的民眾有人回我說，「薪水高、智商高、顏值高」。聽得我心花怒放，尤其是顏值高，我真的覺得瘦身後，變年輕了，當然顏值會提高（純屬自吹自擂）。好了，言歸正傳，其實我要說的三高是指「高血壓、高血糖及高血脂」，這是大家對代謝症候群的普遍認知。

在這裡我要把代謝症候群說得更清楚。**代謝症候群是身體健康的警訊，是一種病前狀態，它如何發生的？源頭之一就是脂肪肝，**我一直在強調脂肪肝的嚴重性，因為我就是受害者，有切身之痛。而脂肪肝引發的胰島素阻抗就是罹患代謝症候群的主要原因。

　　當肝臟變成胰島素阻抗時，肝臟的代謝功能就會發生問題，引發一連串的狀況損害身體的器官，這樣的危害是如何發生的呢？

● 胰臟因為胰島素阻抗就需要拼命分泌胰島素來迫使肝臟工作，這些過度分泌的胰島素會阻礙脂肪的分解，促進脂肪的合成進而囤積脂肪，造成體重不斷增加形成肥胖。

● 肝臟會將多餘的脂肪轉為三酸甘油酯輸出到全身，造成血脂升高，增加罹患心臟病的風險。

● 胰島素可透過刺激內皮細胞產生一氧化氮（NO）來誘導血管舒張，並透過增強腎臟中的鈉重吸收來調節血鈉穩定，從而有助於血壓的調節。因此，如果有胰島素阻抗，就易導致血管收縮增強，水分滯留增加，使得血壓升高。

● 大量的胰島素進入血管裡，形成高胰島素血症，也會損害血管內皮細胞造成慢性發炎，甚至引起動脈粥狀硬化。

● 當肝臟的胰島素阻抗變得嚴重，胰臟就要製造更多胰島素，最後胰臟細胞累壞了，導致胰島素分泌不足，就促使第二型糖尿病發生。

● 當肥胖、高血壓、糖尿病上身時，就會造成全身上下的破壞，引發心血管疾病，例如心肌梗塞或中風。

胰島素會作用在胰島素受器與類胰島素生長因子受器，而大部分的癌細胞表面有這兩種受器。因此，胰島素除了它原有的代謝功能，還會刺激癌細胞的增殖與轉移，所以高胰島素血症也與各種癌症的形成有關。

從上面的機轉就可以明瞭，罹患代謝症候群背後最主要的原因就是「**胰島素阻抗**」！

依據國民健康署 2017-2020 年國民營養健康調查，20-64 歲民眾代謝症候群盛行率為 24.8%，相當於 4 人當中就有 1 人罹患代謝症候群，男性的盛行率（30.4%）高於女性（19.7%）。值得注意的是，女性更年期停經後，因為沒有受到雌激素的保護，罹患代謝症候群的比例會快速增加。

既然代謝症候群對健康影響這麼大，應該會讓人從頭到腳都很不舒服吧！錯！代謝症候群的患者通常沒有什麼症狀，這也是大家容易輕忽的原因。想想看，你沒有量血壓，怎會知道自己血壓高；還沒出現「吃多、喝多、尿多」的症狀前，怎會懷疑自己有糖尿病；沒去抽血檢查，怎會知道有膽固醇血症。唯一比較容易讓人注意到自己不太對勁的，就是腰圍愈來愈粗，往「中廣」方向邁進。**要知道自己有沒有代謝症候群，唯一比較可靠的方式是定期健康檢查。**

Q. 你是代謝症候群的病人嗎?

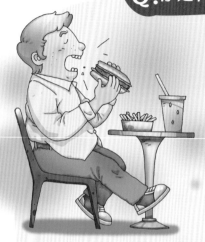

A. 幾項標準可整合為三高(血壓高、血糖高、血脂高)和二害(腰圍過粗、好的膽固醇不足),這些危險因子中如果你有 3 項以上,即是罹患代謝症候群。

 腰圍

男性≧90公分
女性≧80公分

 血壓

收縮壓 ≧130mmHg
舒張壓 ≧ 85mmHg
(或已服用治療高血壓藥物)

 血糖

空腹血漿葡萄糖 ≧100mg/dL
(或已服用治療糖尿病藥物)

 三酸甘油酯

三酸甘油酯 ≧150mg/dL
(或已服用降三酸甘油酯藥物)

 高密度膽固醇

男性 <40mg/dL
女性 <50mg/dL

5項中符合

3 項以上者

即可診斷為代謝症候群

　　有些人雖然體態正常,但膽固醇、體脂肪超標,肌肉量不足,就是所謂的「泡芙人」,這種人也是「隱性肥胖」,一樣可能會有代謝症候群。

代謝症候群患者將比一般人增加 6 倍得到糖尿病的風險、4 倍高血壓風險、3 倍高血脂風險、2 倍心臟病及腦中風風險，成為高風險慢性病患者。

衛福部公布的 2023 年十大死因依序如下：

01　惡性腫瘤（癌症）

02　心臟疾病

03　肺炎

04　腦血管疾病

05　糖尿病

06　嚴重特殊傳染性肺炎（COVID-19）

07　高血壓性疾病

08　事故傷害

09　慢性下呼吸道疾病

10　腎炎、腎病症候群及腎病變

當中有 5 項（心臟疾病、腦血管疾病、糖尿病、高血壓性疾病、腎臟病）都跟代謝症候群有關，加總死亡率達 30.2%。如果再把代謝症候群背後的原因胰島素阻抗一起考量，那有部分惡性腫瘤也是與此有關。

這麼說不是要嚇大家，是要讓人有所警覺，目前的生活型態對健康有害，要趕快改變生活和飲食習慣，並規律運動，這些雖然都是老生常談，但面對每個人都可能長命百歲的未來，如果可以減少

將來罹患代謝相關的慢性疾病，不使老年的生活品質受到響，從現在開始就要重視這些問題。至於如何逆轉胰島素阻抗遠離代謝症候群，我將會在 PART3 說明。

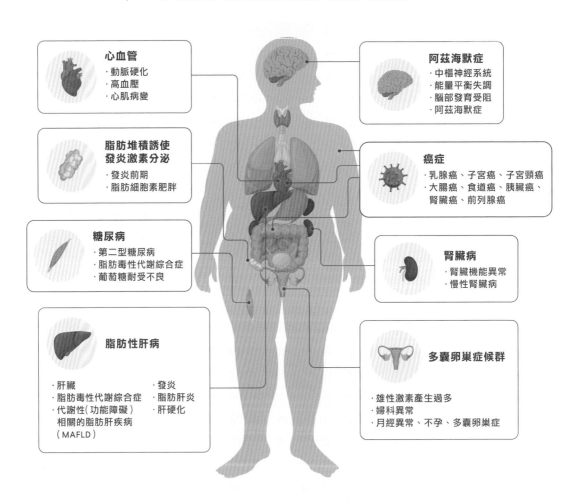

●與胰島素阻抗相關之慢性疾病●

心血管
· 動脈硬化
· 高血壓
· 心肌病變

脂肪堆積誘使發炎激素分泌
· 發炎前期
· 脂肪細胞素肥胖

糖尿病
· 第二型糖尿病
· 脂肪毒性代謝綜合症
· 葡萄糖耐受不良

脂肪性肝病
· 肝臟
· 脂肪毒性代謝綜合症
· 代謝性(功能障礙)相關的脂肪肝疾病(MAFLD)
· 發炎
· 脂肪肝炎
· 肝硬化

阿茲海默症
· 中樞神經系統
· 能量平衡失調
· 腦部發育受阻
· 阿茲海默症

癌症
· 乳腺癌、子宮癌、子宮頸癌
· 大腸癌、食道癌、胰臟癌、腎臟癌、前列腺癌

腎臟病
· 腎臟機能異常
· 慢性腎臟病

多囊卵巢症候群
· 雄性激素產生過多
· 婦科異常
· 月經異常、不孕、多囊卵巢症

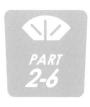

酒精和果糖是
脂肪肝的大魔王

在眾多的食物中，酒精和果糖可以說對肝臟的危害最大，也最容易導致脂肪肝形成，可說是形成脂肪肝的兩大魔王。

先來說魔王一號**酒精**。飲酒過量有害肝臟健康，眾所周知，但多數人並不知其所以然。

當我們飲用啤酒、葡萄酒、高粱酒或雞尾酒等酒精飲料時，10% 會在腸胃裡新陳代謝，還有 10% 是由腦部和其他器官代謝，因為在腦部代謝，所以會讓人產生酒醉及頭痛的效果。大概還有 80% 以上的酒精會進肝臟進行代謝。相較葡萄糖只有 20% 會進入肝臟代謝，酒精足足多了四倍。

酒精（乙醇）在肝臟經過酵素代謝變成乙醛，身體會把乙醛當作有毒物質，此時肝臟又要忙著藉由酵素把乙醛代謝成無毒乙酸，再經由尿液排出體外。所以當我們喝酒時，把酒精排出體外就變成

肝臟的首要任務，這時所有的營養素的代謝和合成都會受到影響。

肝臟在長期反覆代謝酒精的過程中，會增加脂肪酸的合成。 過多的脂肪酸再和甘油結合，形成三酸甘油酯，過多的三酸甘油酯在肝細胞內堆積就形成「脂肪肝」，久而久之就會導致胰島素阻抗和肝臟發炎，同時血脂肪特別是三酸甘油酯會上升。

我在門診時，就有病患是酒精成癮的患者，他每天都喝酒，不太吃東西，也活得好好的，因為酒精會提供能量，當然不均衡的飲食肯定是不健康的。這位病患四肢瘦小但肚子很大，在我幫他做檢查的過程中，就發現這位患者有嚴重的脂肪肝，且肝指數升高，表示肝臟已經發炎。

在歐美的研究中發現，只要一天喝 40 克以上的酒精，連續喝 5 到 10 天，就會產生酒精性脂肪肝，如果連續喝 5 到 10 年，就會進展到酒精性肝硬化的階段。

40 克的酒精大約是多少量呢？啤酒的酒精濃度約 4 ～ 5%，100cc 的啤酒就是約 4 ～ 5 克酒精，葡萄酒的酒精濃度約 12%，100cc 的葡萄酒約有 12 克酒精，威士忌這類烈酒的酒精濃度約 40%，100cc 威士忌大約就有 40 克酒精。

小酌怡情，大飲傷身。當您多喝兩杯時，就要要注意是否攝取過量的酒精，造成肝臟的傷害。**如果已經有酒精性脂肪肝，及時戒酒仍可恢復肝臟健康。**

　　酒喝多了會醉，身體會不舒服，就會停止飲酒，但魔王二號**果糖的問題就比酒精還嚴重，腦部不會代謝果糖，全都靠肝臟來代謝，它和酒精代謝的方式很相似，因此有「不會醉的酒精」之稱。**

　　果糖的來源，一個是水果，另一個是高果糖玉米糖漿等精製的碳水化合物。水果中有葡萄糖跟果糖，身體中每個細胞都可以使用葡萄糖來產生能量，剩下約 20% 的葡萄糖才會回到肝臟變成肝醣貯存，而過多的葡萄糖會透過脂質新生合成脂肪。但果糖這個魔王可就直接瞄準肝臟，往肝臟衝，身體沒有任何細胞可以使用或代謝它們。

　　肝臟這個任勞任怨的器官會無上限的將果糖代謝成葡萄糖、乳糖和肝醣，所以吃得愈多，代謝就愈多，更可怕的是，吃果糖胰島素不會分泌，所以大腦不會收到有飽足感的訊號，會讓我們吃得更多。當肝臟累積太多肝醣時，就會轉變為脂肪，形成脂肪肝，脂肪肝又會產生胰島素阻抗，進入惡性循環。除此之外，果糖在肝臟的代謝還會造成尿酸、三酸甘油酯及膽固醇的上升，形成氧化壓力造成發炎。

　　2009 年，美國加州大學舊金山分校的兒科內分泌專家羅伯特.路斯迪格（Robert Lusting）醫師發表了一個以「糖：苦澀的事實」（Sugar：The Bitter Truth）為題的演講，受到熱烈的關注，他的演講內容中有個重點是「糖是毒藥」。

果糖的毒性不會讓你明顯察覺，因為不會影響血糖和胰島素濃度，而是透過形成脂肪肝及胰島素阻抗來發揮毒性，還記得前面提到的，這是引發代謝症候群的關鍵原因，這個毒會慢慢害死你。

不過，別擔心，這本書不是要嚇你，我會提供解毒方法，請讀者們繼續看下去。

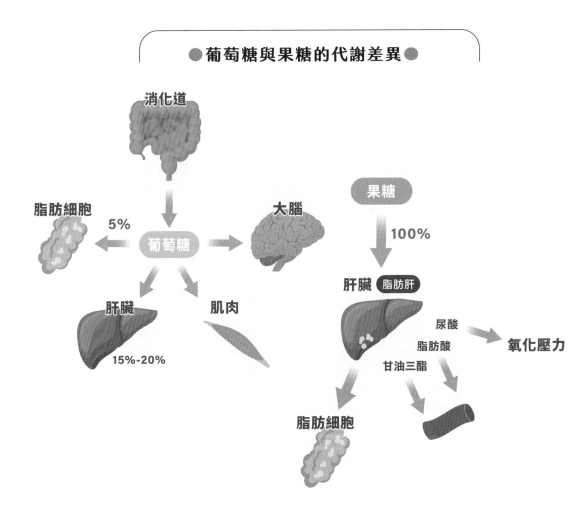

●葡萄糖與果糖的代謝差異●

消化道

脂肪細胞

5%

葡萄糖

大腦

果糖

100%

肝臟 脂肪肝

肝臟

肌肉

15%-20%

尿酸

脂肪酸

甘油三酯

氧化壓力

脂肪細胞

解密膽固醇

講到肥胖和心血管疾病，許多人也會聯想到膽固醇的問題。在前面代謝症候群的內容中有提到，當中一個判斷標準是「**高密度脂蛋白膽固醇偏低**」，也就是以往大家認知的好的膽固醇（HDL-C）偏低。許多人更努力想把低密度脂蛋白膽固醇（LDL-C），也就是俗稱的「壞膽固醇」變少，膽固醇真的有分好壞嗎？它真的是造成心血管疾病的兇手嗎？我也要來幫大家解密。

膽固醇是一種黏稠狀的脂質分子，給人「油油的」印象，這也是大家不太喜歡它的原因，其實膽固醇對身體功能相當重要，如果沒有它，我們可能無法生存！

膽固醇是合成許多性荷爾蒙如雌激素、睪固酮的重要原料，是細胞膜的成分，也是神經細胞的原料；膽固醇還是合成負責對抗壓力以及具有消炎作用的腎上腺皮質素（cortisol）的原料，同時它還可以製造消化脂肪所需的膽汁，以及皮膚在接受日照後合成維生素

D 時的必要原料。在我們身體裡扮演舉足輕重的角色。

過去的觀念以為膽固醇是吃進來的，要大家節制高油脂和高膽固醇食物的攝取，尤其是動物性的飽和脂肪酸，比如豬油、牛油、五花肉、雪花肉等等，後來醫學研究發現，**人體內的膽固醇有 70 ～ 80% 是由肝臟合成，只有 20 ～ 30% 是跟吃的東西有關。所以吃得清淡或吃素的人也可能會有膽固醇過高的問題。**

成人一天需要的膽固醇量約 1300 ～ 1500 毫克，其中約 1000 毫克由肝臟生產，其他來自食物。人體有一套內控機制，當膽固醇濃度不足時，肝臟會自動合成膽固醇來因應人體的需求；相對的，當我們吃下食物的膽固醇量過多，健康的肝臟就會自動減少合成及增加排除代謝來保持血液中膽固醇濃度的穩定。

要得知膽固醇是不是過高，最好的方法就是去抽血檢查，而且要空腹才準。而我們在**看體檢報告不是只看總膽固醇，還要看這些膽固醇是在哪些「脂蛋白」上**，因為膽固醇本身不具親水性，要提供資源給身體各處細胞，就要靠脂蛋白來幫忙運送。

脂蛋白也是由肝臟製造，有不同的大小及密度，這些脂蛋白就跟貨車一樣，會載著膽固醇在血液中運行。**其實膽固醇並沒有「高密度膽固醇」或「低密度膽固醇」之分，**不同的脂蛋白所載送的膽固醇成分是一樣的，只是脂蛋白有不同的大小及密度，它們的功能和對血管的影響會不一樣，如低密度脂蛋白（LDL）負責運送膽固

醇到各組織，它們也可能沉積在動脈壁上，形成斑塊讓血管阻塞，俗稱壞的膽固醇，而高密度脂蛋白（HDL）負責將膽固醇帶回肝臟處理，又被稱為好的膽固醇。

　　了解脂蛋白與膽固醇的關係後，會發現有好、壞之分的其實是脂蛋白，因為少了脂蛋白，膽固醇根本沒辦法在血管內運行，也沒辦法提供細胞利用，自然就沒有所謂的好或壞了。

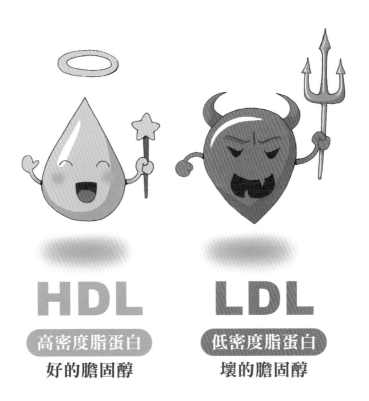

HDL　LDL

高密度脂蛋白　低密度脂蛋白
好的膽固醇　**壞的膽固醇**

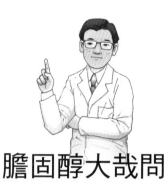

膽固醇大哉問

　　不論我去社區演講或門診時，民眾時常會問我一些膽固醇相關的問題，從對話中我發現許多人被「膽固醇對身體有害」給洗腦了，飲食吃得清淡、不敢吃肥肉只吃瘦肉、吃雞蛋不吃蛋黃，為的就是不要讓膽固醇上升，這當中有不少似是而非的觀念，在此也利用機會跟讀者做個說明。

大哉問一
飽和脂肪會讓膽固醇上升，增加心血管疾病風險？

　　身體運送脂肪和膽固醇是透過淋巴系統運輸，直接送住心臟，讓心臟能優先使用，之後再被身體其他部位使用。這樣的機轉會讓人聯想到，膽固醇太多最先傷害的就是心血管。

　　其次，人們也認為，吃下過多的飽和脂肪會增加血液中膽固醇的量，造成血脂堆積動脈堵塞，增加心臟病或中風發生的機率。

　　從十九世紀中以來，就陸續有研究指出，飽和脂肪會導致膽

固醇攀升；也有研究指出，心血管疾病與血中的膽固醇濃度有關。其中最有名的是美國科學家安塞爾·基斯（Ancel Keys），基斯所做的「七國研究」，這項研究號稱證實了心血管疾病的成因，是因為吃膽固醇和飽和脂肪的導致。研究結果也獲得美國心臟協會的認可，基斯還被公認為「膽固醇—心臟假說」之父，美國農業部在1970年代提出低脂營養策略，許多國家跟進，台灣也不例外。

後來發現低脂飲食並沒有讓肥胖人數減少，反而愈來愈多，罹患心血管疾病的人口也是逐年上升。也因此，近十年來美國與英國陸續開始研究根源問題，再把基斯的「七國研究」重新審視一番。結果發現，基斯實際上調查了二十二個國家，卻刻意挑出日本、義大利、英國、威爾斯、澳大利亞、加拿大、美國，這七個符合他想法的七個國家，另外十五個國家有的吃高脂肪、低糖，心臟病罹患率卻很低的國家，因數據不符合他的研究假設，所以不予納入，這個研究有嚴重的偏差，可以說是先射箭再畫靶。後來科學家們把整體二十二個國家的報告湊齊之後，發現基斯的高油脂與心臟病之間的關聯性完全沒有說服力！

基斯做研究當時，美國還有個大新聞就是總統艾森豪心臟病發，頓時心臟病成了全美國的焦點，艾森豪總統私人醫師羅·懷特（Paul Dudley White）醫師參照基斯的研究建議，提出艾森豪的心臟病的預防措施——戒菸、減壓，同時在飲食上減少攝取飽和脂肪與膽固醇，諷刺的是艾森豪於1969年死於心臟病。

　　基斯的研究中還提到，心臟病的發生率，與飲食中蔗糖的攝取的比例也有極大的關係。但是季斯不認為這是個問題，其實科學家們再從他的研究資料整合分析後發現，死亡率較高的國家，攝取糖的比例反而比較高。

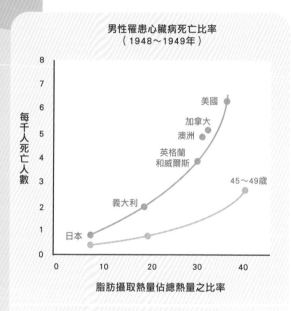

男性罹患心臟病死亡比率
（1948～1949年）

縱軸：每千人死亡人數
橫軸：脂肪攝取熱量佔總熱量之比率

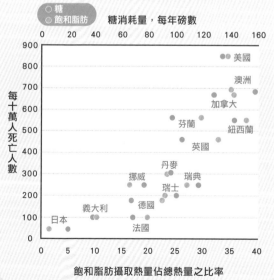

○ 糖
○ 飽和脂肪

糖消耗量，每年磅數

縱軸：每十萬人死亡人數
橫軸：飽和脂肪攝取熱量佔總熱量之比率

　　過去我在門診中，常碰到有老人家說他不太敢吃蛋，怕膽固醇會升高。在1991年《新英格蘭營養學》上，就刊登了一個案例，有一位高齡88歲的老先生，在過去的15年裡，平均每天吃25顆雞蛋，但他膽固醇檢查正常，也完全沒有心血管疾病。原因是身體具有膽固醇代謝能力，可以主動降低膽固醇的吸收率，他每天攝入的膽固醇，只有18%被身體吸收，再加上體內用來消耗膽固醇的膽汁分泌量也明顯增加，幫助他把多餘的膽固醇給排泄掉了，而體內自行合成的膽固醇也減少了（註①）。

當然像老先生這樣吃蛋是太誇張了，但「吃蛋易引發膽固醇過高」的說法已經破除了，人體對膽固醇有自動調控機制，吃進來多自行合成就少，雞蛋是很好的蛋白質來源，一天吃個 3～5 顆，都沒有問題。

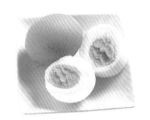

到底吃太多飽和脂肪是否真的會導致心血管疾病？陸續有研究指出，飽和性脂肪不會造成心血管風險，我們不需要對脂肪過度恐懼（註②、③），而**真正導致心血管疾病，危害健康的凶手是「糖」，所以糖要吃愈少愈好**（註④）。2014 年 6 月，《時代（Times）》雜誌封面，更是斗大的標題寫到：「吃奶油吧！」

註①：Kern Jr, Fred. "Normal plasma cholesterol in an 88-year-old man who eats 25 eggs a day : mechanisms of adaptation." New England Journal of Medicine 324.13（1991）：896-899.
https : //www.nejm.org/doi/full/10.1056/NEJM199103283241306

註②：De Souza, Russell J., et al. "Intake of saturated and trans unsaturated fatty acids and risk of all cause mortality, cardiovascular disease, and type 2 diabetes : systematic review and meta-analysis of observational studies." Bmj 351（2015）.
https : //www.bmj.com/content/351/bmj.H3978.abstract

註③：Harcombe, Zoë, Julien S. Baker, and Bruce Davies. "Evidence from prospective cohort studies does not support current dietary fat guidelines : a systematic review and meta-analysis." British journal of sports medicine 51.24（2017）：1743-1749.
https : //bjsm.bmj.com/content/51/24/1743.short

註④：Malhotra, Aseem, Rita F. Redberg, and Pascal Meier. "Saturated fat does not clog the arteries : coronary heart disease is a chronic inflammatory condition, the risk of which can be effectively reduced from healthy lifestyle interventions." British journal of sports medicine 51.15（2017）：1111-1112.
https : //bjsm.bmj.com/content/51/15/1111?fbclid=IwAR1O-OLbolxKetwb7teVsiVhnPiqkchT-XKaIdEPxxsZZDEKMq3lbm3_xHk

　　2017 年，加拿大的研究團隊在知名醫學期刊《Lancet》，發表針對五大洲 18 個國家的脂肪和碳水化合物攝取量與心血管疾病和死亡率關聯（PURE）的大型前瞻性世代研究，從 2003 年到 2013 年，研究團隊以問券方式紀錄了 13.5 萬名了 35 ～ 70 歲的成年人飲食狀況。研究主要得出四項結果（註⑤）：

● 吃進較多碳水化合物（攝取量佔總熱量 77%），不僅會增加總死亡率風險，心血管疾病的風險也會增高。

● 高脂飲食（攝取脂肪佔總熱量 35%），並不會增加心血管疾病的發生率，反而降低整體死亡率。

● 吃較多飽和脂肪，可能降低中風的風險。

● 總脂肪、飽和脂肪、不飽和脂肪，和心肌梗塞、心血管疾疾並無相關性。

　　這項研究證實了飽和脂肪並不是堵塞血管，有害心血管健康的兇手，但不代表我們就可以大吃特吃飽和脂肪，要記住，**任何東西吃多了對身體都是負擔，適量就好，且要吃原型食物，最重要的是要想辦法降低碳水化合物的攝取量。**

註⑤：Dehghan, Mahshid, et al. "Associations of fats and carbohydrate intake with cardiovascular disease and mortality in 18 countries from five continents（PURE）: a prospective cohort study." The Lancet 390.10107（2017）: 2050-2062.
https : //www.thelancet.com/journals/lancet/article/PIIS0140-6736（17）32252-3/abstract

大哉問二
低密度脂蛋白膽固醇過高導致動脈粥狀硬化，增加心血管疾病風險？

說到低密度脂蛋白 LDL（以下簡稱 LDL），因為被污名化冠上「壞膽固醇」，大家對它總是避之危恐不及。其實它沒有大家想像的這麼壞，反而對人體有益的功能還不少。

當我們吃進脂肪，分解成乳糜微粒後，乳糜微粒含有大量的三酸甘油酯，可供身體組織、肌肉作為能量使用，沒用完的除了儲存在脂肪細胞，也會回到肝臟去，肝臟會將送回來的及肝臟合成的三酸甘油酯，透過極低密度脂蛋白（VLDL），經由血液運送到脂肪組織儲存或供其他組織利用。

VLDL 裡面主要的成分有 60% 是三酸甘油酯、20% 為膽固醇、脂蛋白和蛋白質分別約占 15% 和 5%。VLDL 三酸甘油酯的比重高，主要就是提供身體能量所需，這個概念就像是把 VLDL 比喻成一艘遊輪，遊輪上載的乘客是三酸甘油酯，膽固醇則是必備的救生艇。所以當乘客過多時，就需要更多遊輪來載運，遊輪一旦開出一定要帶著救生艇，這也是為什麼當三酸甘油酯上升時，或者身體需要能量時，VLDL 及膽固醇都會上升。

當 VLDL 裡的三酸甘油酯被送走後，經過酵素水解會轉變成低密度脂蛋白 LDL，這時膽固醇的比重就提高了，LDL 運送的膽固醇

功能很多,當身體裡的血管因為自由基、病毒、細菌造成發炎受傷時,LDL 會運送膽固醇到受傷的組織部位,協助修護血管、調節發炎,還可幫助增強抵抗力、中和病菌、合成性荷爾蒙。所以 LDL 沒你想像的壞!

膽固醇稍高一點比較長壽

有愈來愈多的研究證實,膽固醇對心血管疾的預測能力並不好,也就是說,**膽固醇高的人不一定容易罹患心血管疾病,心血管疾病患者的膽固醇也未必是高的**。例如韓國曾經做過大規模研究,在 2001-2004 年間,搜集了 1280 萬名成人年的健檢資料,並追蹤至 2013 年,結果發現,總膽固醇和死亡率呈現 U 型曲線關連,總膽固醇愈低的死亡率愈高,不管在任何年齡層,總膽固醇控制在 200-240mg/dL 死亡率最低,膽固醇超過 240mg/dL,則死亡率又會升高(註⑥)。

日本脂肪營養學會在 2010 年也出版了一本名為《長壽的膽固醇指南》的書,其中列出許多研究證據顯示,膽固醇高者死亡率和癌症發生率都比較低,而膽固醇數較高者也比較長壽(註⑦)。

還有一項研究,美國在 2000-2006 年時,針對 541 家醫院的 136,905 名冠心病住院患者調查發現,有近一半的患者 院時低密度脂蛋白膽固醇(LDL-C)<100mg/dL,其平均 LDL-C 為 104mg/dL,還算正常,但平均三酸甘油酯(TG)161mg/dL 偏高,平均

高密度脂蛋白膽固醇（HDL-C）39mg/dL 偏低，由此並不能預測 LDL-C 是造成心臟病的原因（註⑧）。

　　心血管疾病真正的兇手是「發炎」。這裡指的發炎，是慢性發炎，身體如果沒有發炎，膽固醇會在全身自由移動，不會堆積在血管壁裡。什麼原因會造成發炎，**像是抽菸、喝酒過多、吃反式脂肪、精緻澱粉、高血糖、高血壓，以及壓力，這些情況如果沒有改善，持續數年，就會變成慢性發炎**。有沒有發現，這些發炎因子，跟代謝症候群很有關係。

　　美國近年有研究，針對 28025 名 45 歲以上的婦女進行脂肪、發炎、代謝症候群等與冠心病的關聯研究，研究中分析 50 個相關的風險因子，結果發現，最能預警冠狀動脈心臟病的因子是糖尿病、代謝症候群、高血壓、肥胖和吸菸，LDL-C 反而不是主要因素（註⑨）。

註⑥：Yi, Sang-Wook, Jee-Jeon Yi, and Heechoul Ohrr. "Total cholesterol and all-cause mortality by sex and age： a prospective cohort study among 12.8 million adults." Scientific reports 9.1（2019）：1596.
　　　https：//www.cabidigitallibrary.org/doi/full/10.5555/20193406974
註⑦：Okuyama, Harumi, Tomohito Hamazaki, and Yoichi Ogushi. "New cholesterol guidelines for longevity（2010）." Healthy Agriculture, Healthy Nutrition, Healthy People. Vol. 102. Karger Publishers, 2011. 124-136.
　　　https：//karger.com/books/book/2955/chapter-abstract/5836120/New-Cholesterol-Guidelines-for-Longevity-2010?redirectedFrom=fulltext
註⑧：Sachdeva, Amit, et al. "Lipid levels in patients hospitalized with coronary artery disease： an analysis of 136,905 hospitalizations in Get With The Guidelines." American heart journal 157.1（2009）：111-117.
　　　https：//www.sciencedirect.com/science/article/abs/pii/S0002870308007175
註⑨：Dugani, Sagar B., et al. "Association of lipid, inflammatory, and metabolic biomarkers with age at onset for incident coronary heart disease in women." JAMA cardiology 6.4（2021）：437-447.
　　　https：//jamanetwork.com/journals/jamacardiology/article-abstract/2775559

血管壁堆積的膽固醇不是動脈硬化的原因而是結果

一直以來，LDL-C 被稱為壞膽固醇，是因為它容易堆積在動脈血管壁內層，阻礙血管通暢，讓血管變狹窄，會增加中風、心臟病、心肌梗塞的風險，這樣的觀念並不十分正確。

其實 LDL 之所以會集中在血管，是為了修復發炎的血管細胞。當血管因發炎因子侵害，造成動脈內皮層受損時，受損的動脈內皮細胞會在細胞表面分泌一種黏附性的醣蛋白，促使 LDL 聚集於血管內皮，形成脂肪堆積，進而發生氧化；氧化型的 LDL（oxidized LDL）具有細胞毒性，又會使血管壁產生發炎反應。

血液中負責吞噬作用的白血球就會進入血管壁發炎的區域，並且轉化成巨噬細胞，大量吞噬氧化型 LDL，當巨噬細胞大量吞噬氧化型 LDL 後，就會轉化形成泡沫細胞，過程中也會導致細胞死亡，再加上結締組織對受傷血管的增生與修補，原本受傷發炎的血管壁就堆積許多物質便形成早期的**動脈硬化斑**。倘若發炎因子一直存在，血管反覆受傷，這個修補的過程持續進行，血管壁的硬化斑塊逐漸變大，血管內腔逐漸變窄，致使血流供應量不足，產生缺血性症狀，就是所謂的「**動脈粥狀硬化疾病**」。

換句話說，血管當中堆積膽固醇並不是動脈硬化的「原因」，而是「結果」。

前面的解釋雖然幫 LDL 平反了過去的壞形像，但它被稱為「壞」還是有原因。低密度脂蛋白 LDL 不是個體戶，也不是單身貴族，而是個家族，是由一群顆粒大小不一的 LDL 組成的，就簡單分為大顆粒和小顆粒的 LDL，大顆粒的 LDL 就像是公車，載著三酸甘油酯、膽固醇、脂蛋白和蛋白質這些乘客，安分地在馬路上行駛，小顆粒的 LDL 就像是機車，一樣載著人，但以為它小巧，就在馬路上蛇行、鑽來鑽去、衝直撞，很危險，萬一馬路出現坑洞（動脈內皮層受損）時，機車更容易掉進坑洞中。因此，比起載多少乘客，車體大小才是會不會擾亂交通秩序的關鍵。

sdLDL 才是壞蛋

我們吃進飽和脂肪所形成的 LDL 大多是屬於大顆粒的，對健康危害沒那麼大；**小顆粒而緻密的 LDL（small dense low density lipoprotein, sdLDL）容易穿過動脈管壁，已被許多研究證實，是容易誘發心血管硬化的危險因子，因此也被稱為「超壞膽固醇」，**所以 LDL 中，真正的壞東西是 sdLDL。臨床上可以發現，有些人 LDL 很低還是會發生心肌梗塞，原因可能是還有危險因子沒有控制好，例如抽菸，高血壓及高血糖等，另外，有可能就是因為 sdLDL 過高。

sdLDL 具有幾個使壞的特性：

》**難代謝**：大顆粒的 LDL 在血液中約滯留 2 天，但因為肝臟的回收接受器（LDL receptor） 對 sdLDL 的親和力差，不容易被肝臟回

收代謝再利用，滯留時間可達 5 天以上。

》**體積小**：比大顆粒的 LDL 更容易鑽進血管壁中，與動脈內的蛋白聚醣結合，留在動脈壁中。

》**易氧化**：氧化型的 LDL（oxidized LDL）易吸引巨噬細胞吞噬後形成泡沫細胞。不斷累積的泡沫細胞就會形成動脈粥狀硬化斑塊。

目前單靠一般抽血檢測膽固醇濃度，無法驗出 sdLDL 數值。傳統測量 sdLDL 的檢驗方法大略有三種，分別是超高速離心法、電泳法和核磁共振法（Nuclear Magnetic Resonance, NMR），都相當費時而且檢驗成本很高，沒辦法在臨床實驗室中使用。現今已有業者研發出 sdLDL 的全自動生化檢驗試劑，且獲得美國 FDA 銷售許可，台灣也有健康管理業者引進做為健檢項目，但費用不低。

最簡單的方式是定期抽血檢查，了解自己的總膽固醇、低密度脂蛋白（LDL）、高密度脂蛋白（HDL）及三酸甘油酯（TG）。

單位（mg/dL）	正常人無危險因子者
總膽固醇（Total Cholesterol）	≦ 200
三酸甘油酯（Triglyceride）	≦ 150
低密度脂蛋白膽固醇（LDL-C）	≦ 130
高密度脂蛋白膽固醇（HDL-C）	男生 ≧ 40，女生 ≧ 50

TG 和 HDL 比值可預測心血管疾病

　　過去大家總認為 LDL 是導致心血管疾病的危險因子，因此把焦點放在它身上，對高密度脂蛋白 HDL（以下簡稱 HDL）也就是「好」的膽固醇關注較少，其實 HDL 具有保護心血管的作用，才是用來預測心血管疾病的重要關鍵之一。

　　HDL 的重要功能是能夠從血管和其他組織中吸收多餘的膽固醇，並將其帶回肝臟進行回收或在體內清除，從而降低多餘膽固醇在體內積聚的機會，好比血管中的清道夫。但臨床上常遇到病患或民眾問我「為什麼我的 HDL-C 那麼低？就算吃降膽固醇的藥物也上不來？」通常我都會去看他們的三酸甘油酯（TG）的數值，往往都是偏高的！

　　當 TG 愈高時，就會從肝臟包裹出富含 TG 的 VLDL（TG rich VLDL），這類 VLDL 會影響膽固醇酯轉移蛋白進行 VLDL 對 HDL 及 LDL 膽固醇酯與三酸甘油酯的交換，這會導致富含三酸甘油酯的 LDL 和 HDL 的生成。這些脂蛋白經過進一步加工，形成小而密集的低密度脂蛋白（sdLDL）和小顆粒高密度脂蛋白（small HDL）。小顆粒 HDL 因透過腎臟排泄增加，因此在循環中的半衰期較短，造成 HDL 下降。

　　有許多研究顯示，**高 TG 跟低 HDL-C 代表對血管有害的 sdLDL 也會增加，TG 和 HDL-C 的比值越高，心血管疾病、代謝症**

候群跟胰島素阻抗等相關疾病的風險都會增高。這也是評估將來得到糖尿病及心血管疾病風險上升的代謝症候群五大指標，只看 TG 及 HDL-C，而不是總膽固醇及 LDL-C。理想的 TG 與 HDL-C 的比值是小於 1.5，大於 2 表示開始有較多的 sdLDL 產生，比值在 3.8 以上，則 sdLDL 數量會超越大顆粒 LDL（註⑩）。

雖然 TG 的正常值定在 ≦ 150mg/dL，但如果超過 100mg/dL 就要注意飲食了，特別是要檢視是否攝取過多的**糖、精緻澱粉及酒精。通常只要減少這類飲食的攝取，不但能降低 TG，同時可以提高 HDL 及降低 sdLDL**，更能進一步降低心血管疾病的風險。

除了定期抽血監測血脂狀況外，年齡 35 至 70 歲民眾，也可以運用國民健康署「慢性疾病風險評估平台」（https：//cdrc.hpa.gov.tw/），只要輸入年齡、性別、總膽固醇等體檢報告上的資料，就能預測 10 年內發生心血管不良事件的風險。一旦檢測出屬於罹患「冠心病」高風險者，建議每年定期檢測，而中、低風險者，建議每 3 年檢測 1 次。

註⑩：Hanak, Viktor, et al. "Accuracy of the triglyceride to high-density lipoprotein cholesterol ratio for prediction of the low-density lipoprotein phenotype B." The American journal of cardiology 94.2（2004）：219-222.
https：//www.sciencedirect.com/science/article/abs/pii/S000291490400517X

大哉問三
血脂過高要吃降膽固醇藥物嗎？

　　自從 1987 年第一個史塔汀類（statin）降血脂藥物問世後，就奠定了在高血脂患者在降膽固醇及治療預防心血管疾病的重要角色。各國的心臟血管相關醫學會，也把降血脂藥物列入病人血脂異常的治療指引中。

　　降血脂藥主要是抑制肝細胞中的膽固醇合成相關酵素，減少膽固醇的合成，間接增加 LDL 的回收，來達到降血脂的效果。但別忘了，在「大哉問二：低密度脂蛋白膽固醇過高導致動脈粥狀硬化，增加心血管疾病風險？」中有告訴大家，容易被氧化的 sdLDL 和心血管疾病的風險比較有關，它的高低可以根據三酸甘油酯（TG）與高密度脂蛋白膽固醇（HDL-C）的比值來判斷，一般來說，三酸甘油酯下降也會伴隨 HDL-C 上升，但對這 2 個指數來說，史塔汀類（statin）藥物治療的效果很有限。

低密度脂蛋白膽固醇（LDL-C）濃度升高的原因（註⑪）

●甲狀腺機能低下，使得 LDL 受體數目下降，肝臟會減少 LDL 的回收與代謝，造成 LDL-C 在血液中濃度上升。

●吃太多碳水化合物或糖，三酸甘油酯、VLDL、LDL-C、sdLDL 全都會上升，而且容易形成脂肪肝。

●攝取低醣、高脂飲食，也就是這幾年流行的「生酮飲食」，除了

飽和脂肪攝取過多會使得 LDL-C 和總膽固醇濃度升高外，另一可能原因是極低碳飲食又常運動健身的瘦體型者（lean mass hyper-responders），由於體內肝醣儲存量不足，有部分能量須從肝臟送出三酸甘油酯供給，三酸甘油酯是隨 VLDL 包裹送出，而膽固醇會連帶一起送出，卸載部分三酸甘油酯後形成 LDL，因此造成 LDL-C 上升。這些人除了減少攝取飽和脂肪外，攝取一些碳水化合物反而可以使 LDL-C 下降（註⑫）。

● 家族性高膽固醇血症，這是種遺傳性疾病，人口中約有千分之五有此病症。

● 缺乏微量營養素，例如碘、硒、鋅和銅等，身體沒有足量的這些營養素，血中會有大量的氧化壓力，造成 LDL 受損並提高 LDL 濃度。

● 慢性細菌感染，膽固醇有中和病菌、調節發炎的功能，身體受到感染，膽固醇就可能升高，特別是牙周病，是許多人膽固醇數值升高的原因。

● 膽固醇是合成壓力荷爾蒙的原料之一，壓力過大時，LDL 也會因此增加。

● 荷爾蒙問題，像是女性的荷爾蒙在生理期或更年期等期間、服用避孕藥、懷孕時，膽固醇都會因應增加。另外，多囊性卵巢症候群也是 LDL 升高和 HDL 降低的另一個主要原因。男性在更年期時，同樣也可能造成膽固醇濃度急遽上升。

註⑪：內容整理自 Cholesterol Clarity： What The HDL Is Wrong With My Numbers《膽固醇其實跟你想的不一樣》一書。

註⑫：Norwitz, N. G., Soto-Mota, A., Kaplan, B. et al. "The Lipid Energy Model： Reimagining Lipoprotein Function in the Context of Carbohydrate-Restricted Diets" Metabolites, 12.5（2022）： 460-477.
https： //www.mdpi.com/2218-1989/12/5/460

　　膽固醇濃度升高要先查明原因對症治療，而非數值升高就吃降血脂藥。原則上只要沒有代謝性疾病，例如糖尿病，TG 低、HDL-C 高（TG ／ HDL-C <1 ～ 1.5），那麼 LDL-C 高通常是以較無害的大顆粒 LDL 為主。

降血脂藥也有一些副作用，要特別留意

　　膽固醇在體內的合成需要一種還原酶（HMG CoA reductase）來生合成，降血脂藥物會藉由抑制還原酶來減少膽固醇的合成，降低血中膽固醇的值。然而，合成膽固醇的這個還原酶，也是體內生成輔酶 Q10（CoQ10）的酵素，因此，**吃降血脂藥也會使得血中輔酶 Q10 的濃度下降**。

　　輔酶 Q10 存在於人體細胞的粒線體中，主要參與身體能量代謝反應，提供心臟、肌肉等器官運作所需的能量來源。雖然目前並沒有研究文獻直接建議吃降膽固醇藥物時一定要補充輔酶 Q10，但許多文獻指出**同時補充輔酶 Q10 的病患，發生肌肉疼痛、橫紋肌溶解等副作用的比例下降**。

　　降血脂藥也會抑制脂肪吸收同時連帶影響脂溶性維生素 K2 的吸收。維生素 K2 來自腸道末端細菌自行製造，是預防骨質疏鬆的重要營養素，維生素 K2 缺乏，鈣質未能如預期儲存在骨骼中，反而沉積在血管壁上，不但無法改善骨質密度，反而造成血管鈣化。

　　從 2008 年以來，陸續有研究指出，statin 類的降血脂藥可能導致血糖代謝異常，用藥劑量越高，糖尿病風險也越高。醫界普遍認為，使用 statin 能有效降低心血管疾病或者心血管疾病相關的死亡率，相權之下利大於弊，還是建議繼續服用，但要定時量血糖，注意血糖的變化，若有狀況一定要和醫師討論進行藥物調整。

　　膽固醇是因為發炎因子與氧化物質的破壞，導致動脈血管壁受傷，前去修復才形成斑塊，再次強調，**動脈粥狀硬化斑塊內的膽固醇並不是動脈硬化的「原因」，而是「結果」。**倘若能降低或去除這些促發炎因子，保持血管健康，那麼膽固醇，尤其是小壞蛋 sdLDL 根本無造次的餘地。

　　而要預防心血管疾病，用藥並非最佳方式，要治本還是得從飲食及日常生活習慣做起。

如何有效降低膽固醇？

》**健康飲食**：減少精緻醣及反式脂肪攝取，減少三酸甘油酯的合成。多吃富含維生素 A、C、E 的抗氧化食物，如堅果、魚、各式蔬果、蛋、未經加工的肉品。

》**戒菸限酒**：吸菸會降低 HDL，增加 LDL；過量飲酒會增加 LDL 和三酸甘油酯，所以戒菸、適量飲酒有助於降低 LDL 的含量。

》**規律運動**：可幫助提升 HDL，運送多餘的膽固醇回肝臟代謝，也會提高 LDL 的顆粒體積，減少 sdLDL。

》**減輕壓力**：長期處於高壓狀態時，人體會分泌腎上腺素，包括壓力荷爾蒙「皮質醇」，連帶也會刺激血糖升高，導致壞膽固醇的生成，所以要學習調適壓力，放鬆身心。

》**控制血壓、血糖**：高血壓、高血糖、高血脂，俗稱的「三高」，三者有緊密的關聯，也會相互影響，是心血管疾病和中風危險因子，平常就要採取積極的措施，透過飲食和運動來預防和管理。

　　上述幾個方法看來都是老生常談，但真的很重要，從日常生活做起，過健康的生活，就不用成為藥罐子，而且所有的藥物都有副作用，能不吃最好。

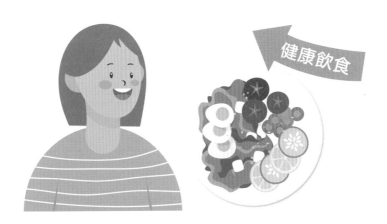

健康飲食

影響肥胖的
關鍵荷爾蒙
——胰島素

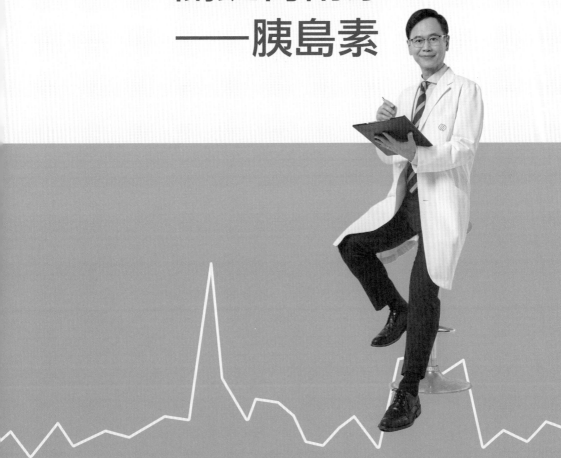

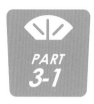
身體脂肪的秘密

你有以下的狀況嗎？小心這些狀況，是發胖的跡象！

- 最近穿衣服時，覺得褲頭又變緊了。
- 變得胃口大開，尤其愛喝含糖飲料。
- 身體發懶，能躺絕不坐，能坐絕不站。
- 壓力大，晚上睡不好。

很多人以為肥胖只是影響外觀和自信，其實不然，它更是健康的殺手！早在 1997 年世界衛生組織（WHO）就已經將肥胖列為疾病，指的是對健康構成風險的異常或過多的脂肪積累。

依世界衛生組織的標準是以身體質量 BMI 值 30 以上為肥胖；但因亞洲人較容易堆積內臟脂肪，所以標準比歐美嚴格，亞洲人以 BMI 值 24 為標準，27 ～ 29 為輕度肥胖；30 ～ 34.9 為中度肥胖；大於 35 以上則為重度肥胖。

從國健署 110 年健康促進統計年報當中發現，台灣成人過重、肥胖率逐年上升，18 歲以上國人過重（BMI 大於 24）、肥胖（BMI 大於 27）率高達 50.3%，等於全台有上千萬名成年人陷入體重危機。

111 年及 112 年國人十大死因中，因嚴重特殊傳染性肺炎（COVID-19）入列，使得排序有些許調整，但因 COVID-19 為流行性傳染病並非常態，不能完全代表國人常見死因，因此以 110 年**國人十大死因來檢視，就有八項與肥胖有關，即惡性腫瘤、心臟疾病、腦血管疾病、糖尿病、高血壓性疾病、慢性下呼吸道疾病、腎臟病、慢性肝病及肝硬化等。**

但是國人似乎不太感受到肥胖對健康的威脅。從中華民國肥胖研究學會 2022 年發布的「肥胖世代──百人減重行為調查」結果發現，7 成以上受訪者是為了保持勻稱體型而減重，或已危害健康才進行體重控制。肥胖的認知仍停留在體態層面，並沒有意識肥胖為一種疾病！

造成肥胖的因素很多，其中遺傳、後天環境及個人的生活習慣是重要影響因素，現今人們的活動量明顯降低，又缺乏規律性的運動習慣，加上超加工食品及食物內容精緻化，高糖、高油的飲食行為相當普遍，過多的能量轉化為脂肪堆積在身體，尤其是內臟脂肪，更是造成高血糖、高血壓與高血脂等代謝症候群的重要因素。

中廣型或是蘋果型的腹部肥胖（俗稱鮪魚肚），最容易引起代

謝症候群，最簡單的檢視方式就是量腰圍，男性腰圍 ≧ 90 公分、女性腰圍 ≧ 80 公分，就間接反映內臟脂肪的堆積，最常見的就是脂肪肝。

而「代謝症候群」的問題又源自於「胰島素阻抗」。**肥胖促使體內脂肪組織過多，就會導致胰島素阻抗**。原因是因為肥胖會增加血中的游離脂肪酸的濃度，游離脂肪酸會抑制胰島素的作用，減少肌肉對葡萄糖的攝取，而血液中過多的葡萄糖與游離脂肪酸會讓胰臟分泌更多的胰島素；游離脂肪酸也會促進發炎的細胞激素增加，導致身體一連串的發炎反應，這些發炎物質也會促使產生胰島素阻抗。

總的來說，肥胖跟脂肪肝、胰島素阻抗、代謝症候群有密切關係，它們會相互影響使身體健康陷入負向循環中。

脂肪肝的預防與治療近幾年開始受到醫界的重視，美國食品藥物管理局（FDA）在 2024 年 3 月 14 日批准史上第一款治療脂肪性肝病的藥物 Rezdiffra（resmetirom），用於治療患有中度至晚期肝纖維化的成人非酒精性脂肪性肝炎（Non-alcoholic steatohepatitis, NASH），並建議應搭配飲食與運動。

注意喔，**不是吃藥就可以改善脂肪肝，還是要搭配飲食與運動。其實體重管理是治療脂肪肝最有效的方式，要做的是減脂並非只是減重**。體重減輕 5% 就能夠改善脂肪肝，體重減輕 7% 可以讓肝發

炎指數下降，若體重減輕 10%，更有機會改善脂肪性肝炎的情形。

　　我臨床上遇到很多脂肪性肝炎的患者，吃了許多保肝藥和一堆保健食品，病症都沒有好轉，我就請他們好好減重，體重減下來後，肝指數就正常了。像我遇過一個女性個案，才三十多歲，身高約一百六十公分，體重八十幾公斤，她的肝發炎指數 ALT 好幾年都維持在三百多，輾轉看了幾位醫師，後來到了我的門診，我沒有開任何藥給她吃，就是請她透過飲食調整和運動減重，她也確實執行，半年後這位個案的體重下降 15 公斤，她的肝指數降到 22，恢復正常，脂肪肝也完全逆轉。

　　無論藥物如何發展，飲食控制與規律運動仍舊是消脂保肝不變的法則，只要有恆心、毅力加上想要更健康的動機，不靠藥物也可以逆轉脂肪肝。除了透過減重（減脂）逆轉脂肪肝之外，不管是要改善代謝症候群或是胰島素阻抗，其實做法都是一樣，目標都是要改善肥胖及減脂，將來罹患高血糖、高血壓、心血管疾病的風險都會降低。

　　談到肥胖常讓人跟脂肪畫上等號，好像脂肪是萬惡不赦的東西，大家都不想要。其實脂肪在人體裡扮演十分重要的角色；脂肪細胞原本的作用是在儲存營養素，當人在面臨危難時，可燃燒以維持生命、維持體溫、幫助脂溶性維生素吸收，因此人體會有堆積肪脂的本能。

在談脂肪為何造成肥胖之前，有必要對脂肪做個說明，以免大家對它有太多誤解，當我們更了解脂肪細胞，就能更清楚形成肥胖的原因。

人體的脂肪組織遍佈於身體各個部位，約有 90% 的脂肪存於皮下組織，另外 10% 的內臟脂肪圍繞在身體內的器官周圍。人體的脂肪細胞不只一種，包含了白色脂肪、棕色脂肪、米色脂肪（註①）。

》**白色脂肪細胞**：是以三酸甘油酯的形式，將多餘的能量儲存起來，並分布全身，主要作用是維持體溫、保護內臟、提供能量，是人體內數量最多的脂肪細胞。減重的人特別要針對的是白色脂肪。

》**棕色脂肪細胞**：因為含有大量的線粒體，所以呈現棕色的外觀，可以燃燒熱量、產生大量熱能，因此可增加能量的消耗幫助迅速燃燒熱量，大多數成年人棕色脂肪含量極低，目前發現會儲存在頸部、鎖骨、肩膀和腎臟等部位。想要讓減脂效果良好運作，就要增加棕色脂肪細胞。

》**米色脂肪細胞**：存在於白色脂肪組織中，平常也會像白色脂肪一樣儲存能量，透過運動「褐變」後就可以轉化成近似棕色的脂肪細胞，幫助人體燃燒能量。

脂肪量是由脂肪細胞的數量和大小來決定的，它的生長分為兩種模式，細胞肥大（hypertrophy）與細胞增生（hyperplasia）。

　　青春期以前，我們的身體在成長，體內會快速生成許多脂肪細胞，大約到了 20 歲左右，不論你是高矮胖瘦，體內的脂肪細胞大致就維持一定的量。這也表示，如果小時候沒有好好控制體脂，常吃高糖分、高油脂的加工食物，脂肪細胞的數量就會比一般人多，所以有人說「小時候胖不是胖」是錯的，小時候胖長大會胖的機會就會升高。

　　我們所進食的碳水化合物、蛋白質、脂肪等營養素，當攝取太多時，最後都會代謝成三酸甘油酯貯存於白色脂肪細胞中以備不時之需。飲食過量會使得脂肪細胞膨脹變大，原本是圓球狀的脂肪細胞變肥大後，就會相互推擠變成多角形。如果繼續暴飲暴食不知節制，當脂肪細胞脹大到放不下三酸甘油酯時，就會分裂出新的細胞繼續儲存。

　　因此，**肥胖的人不光是每個脂肪細胞都已膨脹、擴大到極限，就連數量也會無上限地持續增加**。有些人之所以胖到全身的肉都像「滿出來」一樣，就是因為脂肪細胞無極限的緣故。一旦脂肪細胞變得又多又大，想減肥就會很辛苦，即使減肥成功，也只是縮小脂肪細胞的大小，數量並不會減少，而且也很容易復胖。

註① : Cedikova, M., Kripnerová, M., Dvorakova, J., Pitule, P., Grundmanova, M., Babuska, V., … & Kuncova, J.（2016）. Mitochondria in white, brown, and beige adipocytes. Stem cells international, 2016.
https://onlinelibrary.wiley.com/doi/full/10.1155/2016/6067349

　　一直以來大家普遍認為脂肪就只是油脂，但近年來的研究發現，脂肪組織也是身體重要的內分泌系統（註②），會分泌許多細胞激素及荷爾蒙，影響身體其他組織細胞的代謝及作用，而它分泌出來的物質統稱為脂肪激素（adipokine）。目前已知的脂肪激素多達50種以上，有的與發炎、胰島素阻抗性及糖尿病有關，有的與血管增生有關，甚至有的脂肪激素對心血管疾病有保護作用。

　　其中，肥胖的人其脂肪組織會分泌較多引起發炎的脂肪激素；而且肥胖的人，因為脂肪細胞變大後，呈現塞爆的狀態，使得脂肪組織血液流動減少，導致局部的氧氣變少，氧化壓力增加也容易引起慢性發炎。

　　當身體處於發炎狀態，就會增加心血管疾病、糖尿病、腎臟病、肝炎、自體免疫疾病和癌症等發炎相關疾病的罹患風險。

註②：Kershaw, Erin E., and Jeffrey S. Flier. "Adipose tissue as an endocrine organ." The Journal of Clinical Endocrinology & Metabolism 89.6（2004）：2548-2556.
https：//academic.oup.com/jcem/article/89/6/2548/2870285?login=false

瘦素阻抗會讓你變胖

　　肥胖問題，有人認為是遺傳，不可否認，我們常看到肥胖的父母，往往子女也是肥胖，我的狀況也是如此，父親胖胖的，從小開始我也是胖胖的。

　　遺傳基因的特性似乎可以解釋部分肥胖的原因，科學家從研究中，找出三百多個跟肥胖有關的基因。但是，如果只有幾個基因可以解釋與肥胖的關連，那這些基因就有獨特性，具有決定性的影響，三百個基因就表示，基因的影響是有限的。

　　而且仔細觀察，當我們出生之後，通常都是父母吃什麼，小孩子就跟著吃什麼。所以常常會發生，一個家庭裡面如果父母體重都比較重，小孩子不免也有類似的情形。如果說肥胖是基因造成的，那不管給你怎麼樣的環境，你都會是胖的。

　　肥胖成為流行病，不過是這一百多年來的事，所謂的「現代智

人」是二十萬年前出現的，基因的演化不會這麼快，我們的基因不會在短短一百多年來就變成有這麼多肥胖基因，要如何解釋這個現象？

美國遺傳學家James V. Neel在1962年提出「節儉基因假說（The Thrifty Gene Hypothesis）」，是第一個試圖去解釋基因造成肥胖的理論。這個假說認為，遠古時代的人類糧食並不充足，要花很大氣力才能獲得食物來生存，忍受飢餓成為生存的本能，所以當好不容易獲取能量，如果有多餘的，身體就會貯存下來以備不時之需。

能量的來源有三種：醣類、蛋白質、脂肪。脂肪相較於醣類和蛋白質不但效能更高且更容易貯存，所以身體就會把多餘的能量以脂肪的形式貯存下來，而儲存能量的相關基因，就是所謂的**節儉基因**，也有人叫**肥胖基因**。

經過環境的演變，食物開始充足，生活的活動強度沒那麼高，形成多吃少動的狀況，而幾十萬年來，人類的節儉基因卻沒有多大改變，於是多餘的熱量就被儲存起來。沒想到過去賴以生存的基因卻形成肥胖問題，變成現代人的困擾，顯然人類的基因趕不上生活環境的轉變，而且節儉基因假說也無法解釋肥胖為什麼會成為流行病。

今天造成人類肥胖的原因，似乎不是基因有什麼改變，那環境和人類行為勢必是重要的原因。科學家們也相繼發展出許多肥胖相

關的理論。例如常見的「熱量進出說」，也就是吃得多，消耗得少，熱量囤積就變成脂肪。

但是我們在 Part 1 有提過，500 大卡的腓力牛排和 500 大卡的珍珠奶茶，因為成分不同，一個是蛋白質，一個是碳水化合物，即使卡路里相同，在食物產熱效應作用下，身體實際得到的熱量卻不相同。除此之外，不同營養素吃進身體之後的生化反應及代謝途徑也不一樣，**這代表吃什麼東西比你吃進多少熱量來得更重要，我在減重的過程中，也從來沒有計算食物的卡路里。**

肥胖的成因和大腦的運作及生理反應很有關係，我們就從這裡開始了解起。

在我們的腦部有一個如大姆指指甲大小的區域叫「下視丘」，下視丘裡有飢餓中樞（NPY/AgRP 神經元）和飽足中樞（POMC ／CART 神經元）。肩負著調控能量儲存與消耗的重要功能。

當人體需要能量時，胃會分泌「飢餓素」，去刺激下視丘的飢餓中樞產生飢餓感，告訴人們該吃東西了；吃飽時，則會促進胃酸分泌來消化食物。

那誰來告訴下視丘的飽食中樞說，「吃飽了，能量攝取夠了喔？」是「瘦素（Leptin）」及「胰島素」，他們可以激活飽足中樞的神經元，發出減少食物攝取的訊號。另外，**瘦素及胰島素也會抑制飢餓中樞來減少攝食。**

瘦素就是由白色脂肪組織所分泌的一種蛋白質荷爾蒙。脂肪組織的作用之一是貯存能量，因此瘦素的濃度高低主要反應人體內的能量貯存狀況，一般人血中瘦素濃度和體脂肪多寡成正比，**愈胖的人瘦素濃度愈高，反之則愈低**（註③）。

瘦素會主導你吃東西的分量，當身體攝取的能量夠時，瘦素會告訴下視丘的飽食中樞，吃夠東西囉，不用再進食了；而且當身體脂肪量增加時，瘦素也會傳遞下視丘減少食慾及增加代謝率的訊息，因此可以減少脂肪的堆積。

瘦素在 1994 年被發現後，大家以為找到某種神奇的蛋白質荷爾蒙，可以應用到人體上來降低食慾，進而達到減重的效果。可是後來的臨床研究卻沒有得到令人滿意的結果，因為愈多脂肪，或者說愈胖的人分泌的瘦素應該會愈多才對，但卻是愈來愈胖，這顯然是瘦素無法順利傳遞訊息給下視丘，根本的原因是出在「**瘦素阻抗**」，也就是下視丘的飽食中樞沒法接收到瘦素傳來的訊號，就會以為身體還在飢餓中，於是指揮大腦命令你進食，也指揮身體盡一切所能來貯存能量、並且要節省能量的使用，於是脂肪就會愈堆愈多。這就好比瘦素是車子的油表，當加油時，油表正常運作的話，會顯示加滿油了，可停止加油的動作；若油表壞了（瘦素阻抗），我們以為加的油不夠，於是拼命加。

肥胖或過重的人幾乎都有瘦素阻抗的問題，而造成瘦素阻抗的一個關鍵原因是「胰島素阻抗」。

我們知道胰島素是能量的指揮官，當攝取足夠的食物時，胰島素會上升；相反的，如果胰島素的濃度下降，當身體需要能量時，就會燃燒肝醣和脂肪。當有胰島素阻抗的話，胰島素會分泌更多，脂肪就不會分解，進而形成肥胖，

在許多方面，胰島素和瘦素的作用是相反的，**胰島素促進脂肪儲存，瘦素減少脂肪儲存，是個平衡機制**。但在胰島素阻抗的情況下，就會抑制瘦素的作用，使得下視丘的飽足中樞難以讀取脂肪的儲存量，無法產生飽足訊號來降低食慾。瘦素阻抗等於把容許的脂肪存量標準拉高了，脂肪一定要到達更高位置才可能達到滿足。瘦素阻抗再加上胰島素阻抗就會使得飽足的訊號被抑制、飢餓覓食訊號會一直被活化，形成愈胖愈吃，愈吃愈胖的惡性循環。

這也就是為什麼肥胖的人總是吃不停，不見得是因為他們沒吃飽，而是身體沒告訴他吃飽了，因為瘦素這個油表喪失功能。所以說，**肥胖問題不在於如何管控卡路里的進出，而在於如何平衡荷爾蒙，說得更明白一點，在於如何減少胰島素的分泌來改善胰島素阻抗。**

註③：Considine, Robert V., et al. "Serum immunoreactive-leptin concentrations in normal-weight and obese humans." New England Journal of Medicine 334.5（1996）：292-295. https：//www.nejm.org/doi/full/10.1056/nejm199602013340503

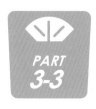

無法克制對食物的慾望

除了下視丘的飢餓中樞和飽足中樞會控制人體熱量的攝取與支出，人類的大腦還會透過覓食來獎勵自己和滿足慾望。

這種對食物的渴望與先前飢餓素分泌產生的飢餓感不同。飢餓的重點在於攝取熱量，吃了東西後，飢餓感便消失；渴望則是對於某種特定的食物有想吃的慾望。「我的肚子在咕咕叫，我想我應該吃點東西。」跟「我現在一定要喝到珍珠奶茶！」這兩者是不同的。

當我們看到電視上的各種美食和飲料廣告，運用視覺、音效、燈光、鏡頭、字幕還有演員動作表情等效果，使得食物在畫面上有十足的吸引力，這就是應用了激起人類對食物渴望的技巧。例如巧克力餅乾廣告，似乎可以讓人嚐到甜甜的滋味，聞到剛烤出爐的香氣，看到餅乾酥鬆的外層，還有巧克力醬融化在指尖上的黏稠觸感，哇！真是挑動人的味蕾，都要流口水了。

　　你一定還有個經驗，就是在搭捷運或公車時，有人帶了剛炸好的雞排上車，那鹹香的味道，說實在，一方面令人討厭，讓人心想，這麼香的味道是要逼死誰啊！一方面又想，等會兒下車，我也要去買塊炸雞排好好大口朵頤一番，滿足一下口腹之慾。

　　不論是食物的電視廣告或是炸雞排令人難以抗拒的香味，都在刺激我們的大腦，要我們完成「啟動覓食」、「產生快樂」跟「獲得滿足」的行為。尤其是高熱量、高度加工、高脂、高糖的食物更可以在短時間內讓食慾獲得滿足。

　　而腦中掌管各種獎勵回饋與成癮機制，也就是負責處理進食的愉悅感受的是位於中腦腹側，被大量多巴胺神經細胞覆蓋的**中腦邊緣路徑（mesolimbic pathway）**，又可以稱為「多巴胺慾望迴路」。

　　血清素和多巴胺是讓大腦產生愉悅感的化學物質：當我們吃到炸雞排、蛋糕、奶茶、冰淇淋這些的食物時，血清素會大量分泌；而這種愉快的感覺會讓多巴胺記住食物來源的方法，並鼓勵你的行為，使得下次想吃東西時，還會去找那些食物。

　　當「慾望」成為刺激血清素和多巴胺分泌的途徑，我們就養成了習慣，再加上現代社會進步，食物變得唾手可得，追求美食、食用高熱量的食物是一件很容易的事情；因此當生活了無生趣，也無法從生活中獲得成就感或意義的時候，追求美食或吃垃圾食物就稱為紓壓，這並非是身體對食物有需求，而是在追逐這些食物所提供的短暫幸福感。

在正常的狀態下，多巴胺會在人體吃飽時，會從大腦的愉悅中心消除，慾望滿足了，就不會再進食，但如果多巴胺分泌出狀況，就會讓自己不停攝取食物，又將走上肥胖一途。

什麼狀況下多巴胺分泌會出狀況，就是瘦素阻抗。抑制多巴胺分泌降低食物的攝取慾望的也是瘦素，如果你有瘦素阻抗，多巴胺就無法在愉悅中心被消除，當你看到食物廣告、聞到食物的香味、看到別人吃得津津有味，就更無法克制自己想吃的衝動和慾望，因而要吃更多東西才有足夠的滿足感覺，於是吃東西就成了一種癮頭，吃太多所帶來最直接的後果就是肥胖。

科學家研究也發現，**高糖食物跟大腦有特別的連結，甜味的味蕾可以直接連接到大腦的愉悅區，因此吃甜食會讓人有快感，更感到愉悅，於是會進一步刺激血清素和多巴胺，增強「吃」這個行為。**

2023 年一項發表在《細胞代謝（Cell metabolism）》期刊的隨機對照試驗研究，找了 49 位健康的平均年齡 26 歲，BMI 約 23 的成年人。他們被隨機分成兩組，一組實驗組在接下來八周的時間，每天在正常的飲食之外吃下兩次高脂高糖的優格；另外一組對照組吃的則是低脂低糖的優格。

在實驗前這兩組都先吃下了不同脂肪含量的布丁，以及不同含糖量的蘋果汁，更在「功能性磁振造影（fMRI）」的掃描下，喝下一杯全脂牛奶做成的奶昔。

八周過後，吃高脂高糖優格的實驗組，普遍表示他們不喜歡低脂布丁和低糖蘋果汁。而 fMRI 也再次掃瞄受試者在喝奶昔的情況，結果顯示他們大腦的多巴胺獎勵迴路比八周前更活躍。另一組吃低脂低糖優格的對照組，大腦在八周之後對這些食物的反應沒有太大改變。

研究顯示，吃高脂高糖優格這組，大腦變成喜歡高脂高糖的食物，這會讓他們之後更傾向於選擇垃圾食物，終究會越吃越胖（註④）。

美國神經科學家史莫爾（Dana Small）也指出，高糖、高油的加工食品的營養成份似乎無法傳遞到大腦，促進正常的食慾升降。在動物實驗中，這些加工食品還會重新改寫大腦迴路，讓大腦不喜歡健康的原型食物，一旦大腦發生這樣的變化，就可能難以逆轉。

此外，高糖、高脂、高熱量的加工食品會合成過多的脂肪，導致高胰島素血症，形成胰島素阻抗；尤其是果糖，不會刺激胰島素分泌，只有肝臟可以代謝，過多的果糖被代謝為脂肪並儲存於肝臟，存量過多則形成脂肪肝，而肪脂肝又是導致胰島素阻抗的主要關鍵。

前面提過，胰島素阻抗會造成瘦素阻抗，這樣環環相扣，造就了肥胖的結局。

註④：Thanarajah, Sharmili Edwin, et al. "Habitual daily intake of a sweet and fatty snack modulates reward processing in humans." Cell metabolism 35.4（2023）：571-584.
https://www.cell.com/cell-metabolism/fulltext/S1550-4131（23）00051-7?ref=thefullpanel.com

讓人胖得健康的脂聯素

　　脂肪組織也可視為是個內分泌器官，除了前面提到的，當我們進食後，其所分泌的瘦素可以告訴大腦下視丘的飽食中樞停止進食，減少脂肪堆積外，還會分泌另一種與肥胖有關連的荷爾蒙，叫做「脂聯素（Adeponectin）」。

　　脂聯素是比較新發現的一種由脂肪細胞分泌的荷爾蒙，它對人體有以下幾個功用（註⑤、⑥）：

》**調節能量代謝**：脂聯素在調節脂肪和糖的代謝方面有重要貢獻，它可以降低醣質新生和脂質的新生，然後減少三酸甘油酯的合成。同時，脂聯素還能加速脂肪代謝，促進脂肪燃燒產生能量，並影響脂肪細胞的分布，誘導血液中葡萄糖與脂肪分子轉變為皮下脂肪，防止脂肪流向內臟或器官，進而危害健康。

》改善胰島素阻抗：可以抑制脂肪酸生成、減低醣質新生並且增加肌肉對血糖的吸收，以降低血糖，改善胰島素阻抗。脂聯素的分泌和胰島素敏感性成正比，而代謝症候群患者體內的脂聯素濃度都偏低。

》減緩動脈粥狀硬化：當動脈血管壁受損時，脂聯素可以減少巨噬細胞的發炎反應，降低慢性發炎形成的動脈粥狀硬化對心血管造成的傷害，提升心臟的保護作用，也因為可以調節脂肪和糖的代謝，因此有抑制血管老化的功能。

　　脂聯素是至今發現的唯一與體脂肪量和身體質量指數呈現負相關的脂肪分泌物質，也就是說，**體脂肪量或 BMI 越高，脂聯素濃度越低，反之則越高。當人體體重減輕時，脂聯素濃度通常會上升。**

　　而高胰島素血症及第二型糖尿病的病人，他們血液中脂聯素的濃度也比正常人來得低。增加脂聯素的生成，可以增加葡萄糖的代謝且抑制肝臟中葡萄糖的合成而增加胰島素的敏感度。

註⑤：Ouchi, Noriyuki, et al. "Novel modulator for endothelial adhesion molecules： adipocyte-derived plasma protein adiponectin." Circulation 100.25（1999）：2473-2476.
https：//www.ahajournals.org/doi/full/10.1161/01.CIR.100.25.2473
註⑥：nop, Miriam, et al. "Relationship of adiponectin to body fat distribution, insulin sensitivity and plasma lipoproteins： evidence for independent roles of age and sex." Diabetologia 46（2003）： 459-469.
https：//link.springer.com/article/10.1007/s00125-003-1074-z

　　有研究將血液中脂聯素的量依低至高分成四等份時，脂聯素濃度位於第四等份者，相對於第一等份者，其得到第二型糖尿病的風險為 0.3 倍。可見**高濃度的脂聯素可以降低健康者得到第二型糖尿病的風險**（註⑦）。

　　當身體發生胰島素阻抗時，便會使得脂聯素的分泌下降，而胰島素阻抗也會使得脂肪細胞分泌的另一個荷爾蒙瘦素產生阻抗，這時脂肪細胞不斷變大或增生，身體的代謝就會出問題。

　　不過，日本的相撲選手體重高達 130 ～ 180 公斤，是一般人的 2 ～ 3 倍，他們每天的進食量高達七千至一萬大卡；相撲選手除了技巧的訓練外，也會有計畫地讓體重增加，因為體重越重就越有優勢。相撲選手這麼胖，但幾乎很少有糖尿病、高血脂、心血管等代謝症候群方面的問題，可以說是「健康的胖子」。

　　日本有研究把大學的相撲選手和非相撲選手的 BMI 及體脂做了比較，發現相撲選手的體重很重，BMI 超過 40，但體脂率約只有 30%，肌肉量反而是多的，而且這 30% 的脂肪大都是皮下脂肪（註⑧），讓人看起來雖胖，但內臟脂肪卻不多，這也可以解釋為什麼他們的檢查報告幾乎都是正常的。

　　這當中的關鍵就是「脂聯素」。脂聯素功能之一是會告訴脂肪要往皮下或內臟去。而運動會刺激脂聯素的分泌，這時過多熱量的攝取就會往皮下脂肪輸送，減少內臟脂肪的堆積，相撲選手在訓練

時，運動量是很大的，所以身體的脂聯素就引導脂肪往皮下去，因而這些脂肪對健康沒什麼顯著的危害。

在日本相撲選手是個尊貴的行業，社會地位極高，是眾多少女心目中的偶像。日本著名女星宮澤理惠就曾熱烈追逐過一位著名相撲選手貴乃花，但由於男方家長認為演藝人員「出身卑微」，最終兩人雖然訂了婚，還是在家長的反對下解除婚約。

但嫁給相撲選手，可能也要冒著守寡的風險，因為相較日本平均壽命近 85 歲，相撲選手的平均壽命卻只有 57 歲。他們不長壽，一方面是為了增重養成了過量進食的習慣，另一方面在於選手退役後，運動量明顯下降，脂聯素減少分泌的情況下，脂肪開始往內臟去。這不僅是相撲選手有的狀況，許多運動選手在退役後，因為訓練量大幅減少，體態上也會發生變化，身材走鍾，代謝症候群的狀況一一出現，健康也亮紅燈。

註⑦：Spranger, Joachim, et al. "Adiponectin and protection against type 2 diabetes mellitus." The Lancet 361.9353（2003）：226-228.
https：//www.thelancet.com/journals/lancet/article/PIIS0140-6736（03）12255-6/abstract
註⑧：Yamauchi, Taro, et al. "Body composition and resting metabolic rate of Japanese college Sumo wrestlers and non-athlete students： are Sumo wrestlers obese?." Anthropological science 112.2（2004）：179-185.
https：//www.jstage.jst.go.jp/article/ase/112/2/112_2_179/_article/-char/ja/

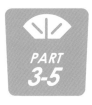
脂肪的合成

要避免脂肪肝、代謝症候群、肥胖上身，我一直強調要減脂，知己知彼百戰百勝，在了解脂肪及其分泌的荷爾蒙在身體的作用後，我們就進一步來了解脂肪是怎麼合成和分解的。

今天的晚餐我吃了老婆做的滷豬腳，油滋滋香噴噴。**我在減重的過程中是不忌口的，也沒有在算卡路里，重點是吃原型食物，所以肥肉我也吃。**

這滷豬腳從我的嘴巴吃下後，一直到胃和小腸，經過一些酵素的分解和代謝後，變成乳糜微粒，乳糜微粒會經由淋巴系統進入血液中，在運送到全身組織的過程中，會藉由**脂蛋白解脂酶（lipoprotein lipase, LPL）**把乳 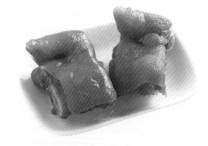 糜微粒中的三酸甘油酯水解出來，變成更小的分子游離脂肪酸。

這些游離脂肪酸會有兩個路徑，一條是進入脂肪、肌肉或器官組織，被粒線體燃燒掉來產生能量，維持身體的運作，沒用完的游離脂肪酸就會走第二條路，回到肝臟代謝成三酸甘油酯，若肝臟堆積的三酸甘油酯過多，會藉由肝臟合成的極低密度脂蛋白 VLDL 載送出去，經由血液運送到白色脂肪組織進行脂質交換，再度合成三酸甘油酯貯存起來。

這個就是我吃下去的油滋滋滷豬腳代謝合成身體可用的游離脂肪酸的過程。

這些游離脂肪酸在脂肪細胞裡進進出出，「進＞出」就會讓脂肪細胞變大，甚至裝不下的話就增生，讓脂肪細胞變多，因此，**要減脂就是要讓「進＜出」或體脂正常的人要「進＝出」，搞清楚這進出的過程，就更能掌握減脂的要訣**。

假設這個圓鼓鼓的白色脂肪細胞就像是一個運動中心（請見第122 頁圖）。裡頭有個大泳池，有許多三酸甘油酯在裡頭游泳。要進入運動中心游泳只有兩個入口「脂肪通道 CD36」及「葡萄糖通道 GLUT4」，那麼誰才可以進到運動中心呢？

第一個是脂肪，不管是從乳糜微粒代謝來的或是從 VLDL 來的三酸甘油酯，因為體積太大擠不進運動中心的門，都要先被脂蛋白脂肪酶（LPL）水解成游離脂肪酸才能從 CD36 這個入口進入。進入後還需要變裝更換泳衣，經由二醯基甘油醯基轉移酶

（Diacylglycerol acyltransferases, DGAT）這個關鍵酵素合成三酸甘油酯，才能進入到泳池裡。這個過程就叫做**脂肪酸再脂化（re-esterification）**。

運動中心還有另一個入口是葡萄糖轉運蛋白 GLUT4，是給糖專用的。

當我們攝取過量碳水化合物後，身體組織沒用完的葡萄糖除了累積在肝臟，也會往脂肪細胞送。葡萄糖從 GLUT4 通道入口進入脂肪細胞後，自己就開始變身換裝，它會變成脂肪酸和甘油，然後再由 DGAT 酵素作用合成三酸甘油酯進入泳池裡。這種脂肪不是從吃進去的脂肪變來的，而是由葡萄糖從頭開始合成脂肪，所以也叫做**脂質新生（de novo lipogenesis）**。

脂肪的分解

　　有進有出才能維持脂肪細胞這個運動中心的正常運作，在了解泳池裡的三酸甘油酯怎麼進來後，再來說明，它們又是如何離開（分解）的。

　　三酸甘油酯要從脂肪細胞這個運動中心出去也是很麻煩的，得要過三關，也就是要把泳衣換裝成正式服裝才能出去。首先，脂肪三酸甘油酯脂肪酶（Adipose triglyceride lipase, ATGL）先將三酸甘油酯水解成二酸甘油酯，接著由荷爾蒙感受性脂肪酶（Hormone-sensitive lipase, HSL）將二酸甘油酯水解成單酸甘油酯，最後再由單酸甘油酯脂肪酶（Monoglyceride lipase, MGL）將單酸甘油酯水解成甘油（Glycerol）跟脂肪酸（FFA），這樣它們才能出去。

　　甘油可溶於水，會藉由血液回到肝臟進行糖質新生，轉換成葡萄糖，為人體所用。脂肪酸因為不溶於水，所以要由白蛋白載著它們去讓身體各組織使用。這就是脂肪的分解過程。

　　三酸甘油酯在脂肪細胞裡待得好好的，為什麼要分解出來，是因為身體需要使用。

　　身體需要使用的狀況有幾個：

》**禁食時**：就是我沒吃東西的時候，這時身體的能量不夠用，身體以為鬧飢荒了，會先把在肝臟裡的肝醣拿出來用，如果不夠用，就會把脂肪細胞裡的三酸甘油酯也提出來用，好讓身體維持正常運作。

》**運動時**：運動時肌肉細胞需要能量，尤其是有氧運動，能增進心肺功能，使細胞、肌肉組織都能獲得充足氧氣；在這樣的狀態下，人體會需要較多的能量維持身體機能，因此更需要進行脂肪分解。

》**寒冷時**：人體需要禦寒，就需要能量。過去有研究很有趣，吃差不多食物內容的人，在寒冷地區的人跟溫暖地區的人，他們的體型會不同，在寒帶地區的人比較瘦，在溫暖地區的人比較胖，因為寒冷地區的人要保持體溫，應付寒冷，於是會促進脂肪的分解。

》**應付壓力**：當人體面臨壓力時，像是遠古時代的人類被野獸追擊，或是現代人遇到地震、火災或工作壓力時，交感神經會快速啟動，這時腎上腺素會經由神經系統傳遞到脂肪細胞，刺激三酸甘油酯分解，好保護生命。大家都有聽過，當火災發生時，有人可扛起

一台冰箱往外衝，就是腎上腺素分泌，促使脂肪分解產生能量，讓身體有力氣及快速移動的能力。

假使三酸甘油酯（脂肪）是「進＜出」或「進＝出」就不太會有肥胖的問題，但是如果你吃太多高油高糖的食物，就會驚動胰島素這個能量指揮官，它會增加脂肪進入，減少脂肪分解。

這些身體沒用完的多餘的脂肪和糖，在肝臟貯存不下時，胰島素會指揮它們往脂肪細胞去。胰島素還會迫使 LPL 趕工，把三酸甘油酯水解成游離脂肪酸，好讓他進入脂肪細胞中；也會讓 GLUT4 通道加快通關作業，讓更多的葡萄糖進去。

但是脂肪細胞這個運動中心容量有限啊，當泳池大爆滿，擠不下三酸甘油酯時，就只能管制入口，不能再讓胰島素來運作了，這就產生了胰島素阻抗。但外面還這麼多三酸甘油酯和葡萄糖，一定要把它們送進去，所以胰島素就分泌更多，強行要把它們塞進去，造成更嚴重的胰島素阻抗，形成一個惡性循環。

所以當血中胰島素濃度過高，甚至產生胰島素阻抗時，身體分解脂肪的能力就會下降，造成「進＞出」的情況，造就了肥胖或過重的後果，這也是肥胖的人通常有胰島素阻抗的狀況。

當理解了脂肪的合成與分解後，就能明白脂質合成的源頭就是脂肪跟糖，所以減重的人要減少油脂和糖的攝取，才不會讓胰島素分泌過多，這就是減重的關鍵。

●脂肪的合成與分解●

促進脂肪分解	抗脂肪分解
禁食、運動 寒冷環境、兒茶酚胺 利鈉利尿胜肽 生長激素 糖皮質類固醇 腫瘤壞死因子α	進食、胰島素

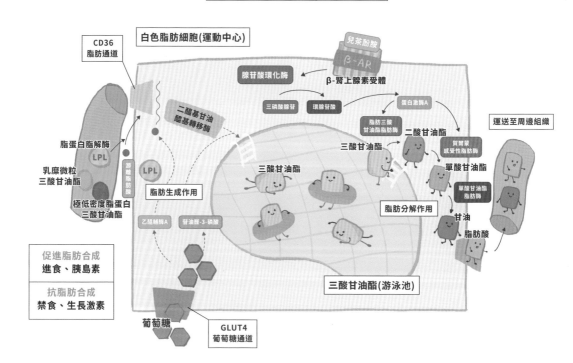

看見肥胖機轉背後
的主要關鍵

由於肥胖的成因是多方面的，包括遺傳、環境、飲食、生活形態、疾病及藥物等等，因此造成肥胖成因的理論也是莫衷一是，非常多的學者專家投入對肥胖成因的研究，有許多研究背後都有一些科學的證據，這些理論都值得參考。

然而，有很多人造成肥胖的原因，都不是單一因素，所以目前沒有任何單一理論可以完全解釋肥胖。因此，我綜合各家的論點，把它整理成 P.127 頁的圖表，希望大家對肥胖的機轉慢慢有概念，因為了解這些理論背景後，有利於我們擬定對策來告別肥胖、迎向健康！

首先，最傳統最簡單的理論就是「**熱量進出說**」，認為肥胖是由於熱量的攝取超過熱量的消耗所造成，這些熱量的累積會轉化成脂肪組織儲存。因此，**減重的策略就是「少吃多動」去創造熱量赤字**，但是這個理論如同我之前提到的，它忽略了食物的種類以及個體代謝的差異和調節機制。

其次是由凱文霍爾博士（Kevin Hall）提出的「**能量平衡模型說（Energy Balance Model）**」。他認為超加工食品是導致肥胖的主要環境因子，而我們的「大腦」受到這些看似美味口可的加工食品操弄，這些高糖、高油的食品搞亂了腦部的食物獎勵及食慾信號處理的調節中樞，使人們很容易過度進食，攝入超過身體所需的熱量，而加速肥胖症的流行。因此我們的減重策略就是要強調**多吃原型食物，避免超高度加工的食品**。

前面的章節提過，長期的高胰島素血症是造成胰島素阻抗的最主要原因，而它會造成脂肪組織過度儲存，當我們吃高升糖指數（Glycemic Index；GI）的碳水化合物或高糖飲食就容易引起血糖急速上升，以及接續而來的胰島素大量分泌，進而抑制脂肪的分解，這會降低血中可供利用的燃料來源；明明有很多可以產生能量的燃料，但是細胞卻無法利用，而產生的所謂的內在飢餓，導致身體發出訊號繼續去尋找食物，導致過度進食。這個就是由大衛路德維希教授（David Ludwig）提出的「**碳水化物胰島素模型（Carbohydrate-Insulin Model）**」理論。而針對這個肥胖的成因理論，我們的策略當然是要**減少攝取精緻碳水化合物**。

從我整理的肥胖機轉圖表，讀者可以發現，**高胰島素血症及胰島素阻抗，可能是造成脂肪過度儲存導致肥胖的最關鍵原因**，而本書第二部分所提的脂肪肝，更是導致肝臟胰島素阻抗，乃至全身胰島素阻抗的關鍵原因之一。

　　高果糖、高升糖負荷食物及過量的酒精，就是導致脂肪肝的罪魁禍首。這裡還是要再次提醒，果糖被肝臟代謝為尿酸和促進的氧化壓力，是導致胰島素阻抗和增加脂肪合成的關鍵原因。因此，**避免高果糖及過度飲酒，改善脂肪肝，才能逆轉胰島素阻抗！**

　　過度儲存的脂肪雖然會讓瘦素濃度上升，但在胰島素阻抗下，造成的瘦素阻抗，使得下視丘飽足中樞的訊號被抑制、飢餓覓食的訊號被活化，而不斷地去尋找食物造成過度進食。而解決之道，當然是要先改善胰島素阻抗！

　　肥胖會讓脂肪分泌的脂聯素濃度降低，也會導致胰島素阻抗，這個部分就要再次強調運動的重要性。

　　不過，有些人的肥胖不是上述的飲食失衡造成的熱量過剩，反而是因為慢性壓力或荷爾蒙失衡所造成。而「**皮質醇」是造就壓力性肥胖的元凶**，皮質醇是一種人體自然合成的類固醇，人體每天會釋放固定量的皮質醇，來提供我們日常活動及工作時所需要的精神體力。然而，當這種激素頻繁及大量出現時，身體彷彿補充了額外的類固醇。如果超越正常濃度，身體就好比那些長期服用類固醇的患者出現的副作用，例如：血糖上升、血壓上升、遊離脂肪酸上升、抑制免疫系統、骨質疏鬆、月亮臉、水牛肩、肥胖等。

慢性壓力除了會加重胰島素阻抗的程度，更會改變脂肪的分布，使得脂肪容易囤積在上背、肩膀、下腹等部位，並且多以內臟脂肪的形式堆積，這更容易產生發炎物質，造成身體更多的代謝壓力。因此，**在減重的過程中**，才會不斷地強調要**睡眠充足、避免熬夜，在工作及生活上要能夠去調節壓力，適度的運動也有幫助的。**

另外，荷爾蒙失調也是探尋肥胖的成因中需要去被排除的，包括是否有甲狀腺功能低下，女性雌性激素過多、黃體酮不足、雄性激素過多，或者男性睪固酮低下都有可能會造成肥胖！

也有研究發現與體內荷爾蒙類似的**環境荷爾蒙更容易造成肥胖，包括植物性雌激素、雙酚 A（bisphenol A），鄰苯二甲酸酯類塑化劑以及人工合成女性動情素。**這些環境荷爾蒙甚至被稱為環境肥胖因子（obesogens），因他們會擾亂脂質新陳代謝的平衡而導致肥胖。因此，在生活中也要注意減少這些環境荷爾蒙的暴露。

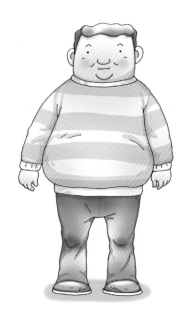

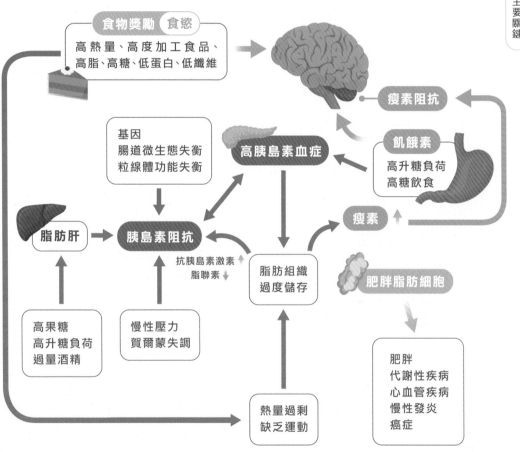

● 肥胖轉機 ●

食物獎勵 食慾
高熱量、高度加工食品、
高脂、高糖、低蛋白、低纖維

瘦素阻抗

基因
腸道微生態失衡
粒線體功能失衡

高胰島素血症

飢餓素
高升糖負荷
高糖飲食

脂肪肝 → 胰島素阻抗

瘦素

抗胰島素激素
脂聯素

脂肪組織
過度儲存

肥胖脂肪細胞

高果糖
高升糖負荷
過量酒精

慢性壓力
賀爾蒙失調

肥胖
代謝性疾病
心血管疾病
慢性發炎
癌症

熱量過剩
缺乏運動

127

改善胰島素阻抗的方法

　　根據國民健康署的統計，台灣 18 歲以上國人糖尿病的盛行率達 12%，罹患糖尿病人數高達 256 萬 8409 人，正式突破 250 萬人大關，是亞洲盛行率最高的國家。而糖尿病患者有 90％以上是第 2 型糖尿病，主要致病原因為胰島素分泌不足及胰島素阻抗。

　　我們說了許多胰島素阻抗對身體的危害，以及它也是造成肥胖的關鍵因子，但它的症狀並不明顯，平時很難察覺。我們可利用「**胰島素阻抗指數（HOMA-IR）**」來評估，這是用飯前血糖值、跟飯前胰島素值來計算，公式是「**（飯前血糖值 x 飯前胰島素值）再除以 405**」，所以只要在抽血的時候，多檢測一個飯前胰島素，就可以簡單計算阻抗的指數。HOMA-IR ≦ 1.4 為正常、HOMA-IR 介於 1.5～1.9 之間為輕微胰島素阻抗、HOMA-IR ≧ 2.0 為嚴重胰島素阻抗。

預防及改善胰島素阻抗的六個方法

》避免添加糖的攝取：糖會刺激胰島素分泌，尤其是蔗糖和高果糖玉米糖漿裡的果糖，更是形成脂肪肝，導致胰島素阻抗，造成肥胖的重要因素。這些糖幾乎添加在所有的精製及加工食品、含糖飲料中；有時候它們會用匿名的方式出現，例如焦糖、玉米甜味劑、水解澱粉、棕櫚糖漿⋯⋯等，或者它們也會隱姓埋名被加入醬料、調味料中，像是番茄醬、沙拉醬、烤肉醬、沙茶醬。

最好的方式就是不要吃這些有添加糖的食物，也不要吃零食，但嘴饞的話，可以吃黑巧克力。有許多研究證實，**黑巧克力可以幫助降低血壓、降低胰島素阻抗並預防心臟病。或是吃開心果，它含有氧化物、礦物質及微量元素，對改善空腹血糖及胰島素阻抗也有幫助。**

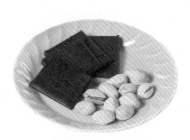

嘴饞時可以吃點
黑巧克力或開心果

當然若是遇到節日或親友家人聚會，例如生日、婚禮、畢業典禮、聖誕節等，偶爾破戒吃點甜食，享受一下，也無可厚非。

飲料以無糖的黑咖啡和茶為首選，但有些人還是喜歡有些味道或甜味，也

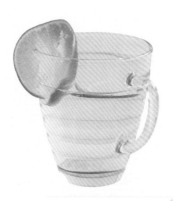

可在開水中泡檸檬片

可在開水或氣泡水中加幾片檸檬片、柳橙或小黃瓜，不僅可增添風味，視覺效果也很好。

》**減少攝取精緻碳水化合物並食用天然脂肪**：碳水化合物是人體不可或缺的營養素，但是經過加工或添加糖，使用經過加工去除麩皮、種皮的澱粉製成的商品，也就是少了營養，只有熱量的碳水化物，**比方説白吐司、白米飯、各種麵條**都是；有些精緻碳水化物合更加進了高油脂，例如**炒飯、炒麵、焗麵、薯條**等，熱量又更高。這些食物容易讓血糖快速升高，刺激胰島素分泌，促進體重增加，因此要避免過量攝取。

此外，脂肪也是三大營養素之一，**天然的飽和脂肪是健康的脂肪，存在於牛肉、豬肉、奶油、椰子油中。**

一些經過加工的高度精製油就不建議使用，例如沙拉油、葵花油、葡萄籽油，這些油含有 Omega-6，食用過多會引起身體發炎，特別是高溫烹調或油炸時，會釋放有害物質。最好要遠離油炸食品和反式脂肪。

》**吃真正的食物**：台灣近幾年來，黑心食品、添加物、食物中毒等食安問題事件一樁接著一樁爆發，美味的背後隱含著諸多問題。再者，我們的身體還停留在傳統社會的飲食習慣，尚未適應高度加工的精緻食物和糖時，肥胖症和糖尿病就跟著來了。

因此，我們應該要吃真正的食物，這就是遵循人類老祖宗的飲食法：**水果吃在地，當季的最好；穀物應保持完整；脂肪與油脂勿需精煉，也就是吃那些看得到原本形狀的食物。**

少了加工及運輸的程序，也是符合近幾年推動的在地化飲食，達到低碳飲食的目標。

》**規律運動**：養成規律且有一定強度的運動習慣，可以達到「增肌減脂」的功效。運動不僅可以刺激脂聯素的分泌，增加肌肉量，減少脂肪堆積在內臟，還可增加肌肉對葡萄糖的攝取。

這就好比在 Part2 舉的列車運輸旅客例子，細胞就像車廂，胰島素是站務人員，葡萄糖是乘客，當乘客太多時，站務人員增派人手要把乘客塞進車廂裡，但車廂被擠滿後，就關閉車門不再讓乘客進來，就是產生胰島素阻抗，而運動後增加肌肉，就好比加掛車廂，可以讓乘客再進入車廂中，順利輸運乘客，就不用加派站務人員，也就是胰島素不再一直分泌，就可改善胰島素阻抗。

》**間歇性斷食**：斷食是老祖宗留下來的治療疾病的方法，指的是對食物的自發性戒除方法。改善或逆轉胰島素阻抗就是要做到兩件事：**別再攝取糖分和燃燒身體多餘的糖分。**

斷食期間，沒有進食，就先做到了第一件事，沒有糖分進入身體。我們的身體會先燃燒存在肝臟裡的肝醣，燃燒完畢後，就會繼續燃燒體脂肪，這樣就會把身體多餘的糖分去除。

131

　　這就好比我們對進入車站的旅客做流量管制調整進入月台的時間，讓原滯留在月台的旅客，有足夠的時間讓列車運走，待下班空列車到來，再開放乘客進入月台，這樣才能舒緩站務人員的辛勞。

　　現今流行的 **168 斷食**即「一天之中 16 小時禁食，並將食物集中在 8 小時內吃完」。在可以進食的 8 小時期間，並不代表什麼都可以吃，**要掌握前三項的飲食原則，避開油炸及高糖的垃圾食物，盡量選擇吃原型食物，並多吃膳食纖維豐富的食物，增加飽足感。**

　　但是提醒已罹患糖尿病的朋友，因血糖已處於不穩定的狀態，不要貿然施行間歇性斷食。

》**藥物治療**：常用來治療第二型糖尿病的藥物 metformin 及 pioglitazone 可改善肝臟及骨骼肌的胰島素阻抗。

　　另外，注射類升糖素胜肽 -1（glucagon-like peptide-1；GLP-1），就是現在很夯的減肥藥 - 瘦瘦筆，它能夠影響多個器官，發揮多項生理功能，不僅有刺激 β 細胞分泌胰島素的作用，會抑制升糖素分泌、也能透過腸泌素（Incretin）作用來延緩胃排空、產生飽足感，抑制食慾達到減重效果，進而改善胰島素阻抗。

　　不過，以上這些藥物可能會有副作用產生，因此，都需要在醫師的指示下才能使用。

飲料以無糖的
黑咖啡和茶為首選

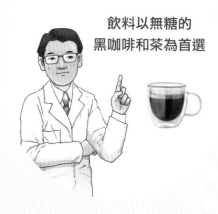

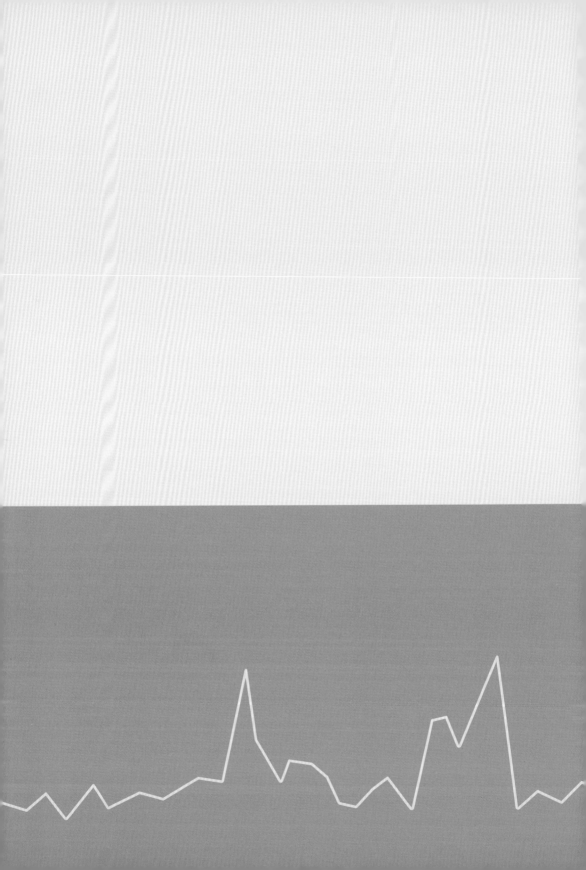

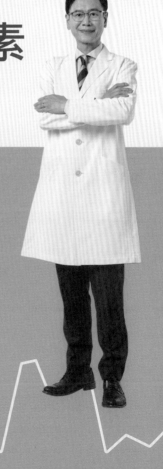

PART
4

減醣飲食 &
正確用餐順序，
控醣也控胰島素

減重第一個重點
就是減醣

不少人以為醫師為人治病，照顧患者的健康，自己應該很懂養生。其實並沒有！

長時間及高壓的工作，對我來說，吃東西除了應付飢餓，也是一種犒賞，藉由多巴胺的分泌來滿足口腹之慾，再加上缺少運動，肥胖自然找上我；而且我的血糖、血壓、尿酸等指數都亮紅燈，也有中度脂肪肝。

好準備、好料理、好執行

下定決心減重，找對方法後，我真的成功瘦身，讓健檢指數由紅翻黑，並且逆轉脂肪肝。

我的減重方法第一個重點就是「減醣」。

因為工作忙碌，像是要記錄飲食內容、計算卡路里等等太複雜或細節太多的減重方法不適合我，所以掌握的原則是「好準備、好料理、好執行」。

我的三餐幾乎都是太太幫我準備的，她要照顧全家人的飲食，總不好為了我一個人要減重，還特地花時間、找地方採買食材，所以各式肉品、蔬果等食材的準備還是依照原本的習慣至市場或賣場採買，這是**第一個原則——好準備**。

除了午餐之外，早餐和晚餐家人也大多在家中用餐，當然也不能因為我要減重，而要太太為我準備「特別餐」，增添她的麻煩。我們家平時的食材幾乎都是原型食物，且烹調方式也是少油少鹽少油炸，所以不用改變什麼料理方式，這是**第二個原則——好料理**。

前面我有提過，當我決心減重，走進書局找方法時，一些日常生活難以持之以恆執行的方式不適合我，所以最後我選擇了**「半醣飲食」法，將平常吃的碳水化合物減半、增加蛋白質和蔬菜量，就能減肥又吃得飽**，這就是**第三個原則——好執行**。

有不少人問我說，要如何計算各類營養素的份數或比例，坦白說，我不是營養師，沒法計算得那麼精準，我大致遵循的是「哈佛健康飲食餐盤」，這種飲食方式有助於預防心血管疾病、各類癌症和 2 型糖尿病等常見的疾病，主要是讓蔬菜和水果占據你每餐的一半份量，另一半則用全穀和蛋白質來補充。

在我的「好準備、好料理、好執行」三好的減重原則下，要確實遵照「哈佛健康飲食餐盤」的吃法，也無法完全做到，所以我調整成更適合自己執行的內容，以一整天的三餐飲食來進行分配，**採多蔬少果、提高蛋白質的比例**，一方面可以有飽足感，一方面在減重的過程中，可以維持肌肉量；另外則是**降低碳水化合物的攝取**。因此，**我一天的蔬果、蛋白質、碳水化合物的餐食比例約是 2：2：1**。

要如何計算份數呢？我也用了簡單的方法。

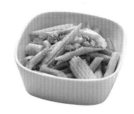

》蔬菜的部分：一份大約是煮熟後半個飯碗（平時吃飯的磁碗）的量，像花椰菜等體積比較大的蔬菜可以用八分滿來算一份；生菜的話一份就是一碗。一天至少要吃三份，甚至更多也無妨。

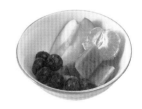

》水果的部分：是一個拳頭算一份。一般人一天可以吃到兩份，因為台灣水果育種技術改良，水果甜度愈來愈高，有糖尿病的朋友，建議一天吃一份就好。

》蛋白質的部分：一般成年人每天建議的蛋白質攝取量為「**自己的體重（公斤）x 1.2 公克**」，如果你是 50 公斤，每日就建議要攝取約 60 公克的蛋白質。如果經常從事重量訓練或是運動量大的人及中老年人，則建議每日攝取「**每公斤體重 ×1.5 ～ 2 公克蛋白質**」。

用公克數來算可能讀者比較沒有概念，還有一種計算方式是「**體重（公斤）÷7＝份數**」，一般人一天需吃到約 8 份（1 份＝ 7 公克）蛋白質的量。

一顆蛋就是一份，一杯 200cc 的豆漿或牛奶也是一份；肉類的份數可以用手掌來推算，女生跟男生的手掌大小不一樣，所以一個手掌代表的肉份量也是不一樣的，男生一個手掌約 3 份的量，等於是 21 公克的蛋白質，女生一個手掌約 2 份的量，等於是 14 公克的蛋白質。蛋白質最好分配到三餐食用。

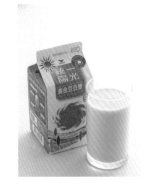

》碳水化合物部分（米飯或全穀雜糧）：一份約是四分之一碗的量，一般人一天可吃到 2 碗。因為我在減重，力行減醣飲食，所以一整天累計下來，大概是吃 1 碗的量，約是一般人的一半。

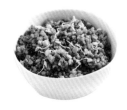

再幫大家整理一下，蔬菜和碳水化合物的份數，用家中一般吃飯的磁碗來算，水果和肉類蛋白質就拿出手來，用拳頭和手掌來算，這樣記，就可以大致抓到進食份數。不用特別去計算卡路里，前面的章節已經告訴大家，計算卡路里不切實際，而減重要能成功，找到好執行的方法很重要。

接下來，讓大家看看我一天吃些什麼。

我的 **西式早餐** 這樣吃

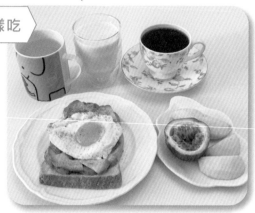

- 300cc 溫開水 1 杯
- 200cc 無糖豆漿 1 杯
- 200cc 黑咖啡 1 杯
- 烤酪梨蛋吐司 1 份
- 水果 1 份
  （香蕉、百香果、蘋果）

我的 **中式早餐** 這樣吃

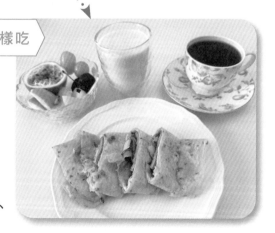

- 200cc 無糖豆漿 1 杯
- 200cc 黑咖啡 1 杯
- 蔬菜里肌肉蛋餅 1 份
- 水果 1 份
  （百香果、奇異果、芭樂、
  葡萄、櫻桃）

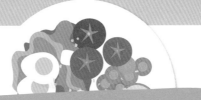

梁醫師半醣減重飲食秘訣

1 早餐一定會有三杯，一杯 300 ～ 500cc 的溫開水、一杯無糖豆漿，還有一杯手沖的黑咖啡。

2 早餐前先喝一杯 300 ～ 500cc 的溫開水，可以喚醒腸胃蠕動，提高腸子的淨化力，將沒消化完的東西排出體外。 此外，也可以讓身體暖起來，提高代謝，讓身體機能順利啟動。

3 因為早上要趕著出門上班，所以在餐食料理上還是講求簡單方便。碳水化合物的部分，有吐司（有時也吃饅頭），雖然這是屬於精製澱粉，但為了好準備，我也會吃。但**較佳的選擇是歐式的酸種麵包**，它是天然酵母發酵，含有豐富乳酸菌與活酵母，有助腸道的健康， 製作過程中也不會加入奶油、糖與額外的添加物，相較其他麵包，對於血糖的影響較低。**要避免選擇台式或日式麵包**，製作過程中會加入很多的糖、奶油及其他香料等添加物，是減重的大敵。

4 **不論是吐司、饅頭或是酸種麵包，我都會在吃完蛋及無糖豆漿等蛋白質後再吃，**或者是為碳水化合物添加行頭，也就是不要單吃碳水化合物，在上面加入起司、蛋或肉品，這樣可減低碳水化合物代謝成葡萄糖後，被身體吸收的速度，這些添加的脂肪及蛋白質，也可以增加飽足感。

5 有時候也會換換口味，吃中式早餐，這時就會把麵包換成蛋餅，並在蛋餅裡放入蔬菜、里肌肉或起士，總之就是**不要單獨吃碳水化合物**。

6 水果的部分，含有果糖，吃太多會形成脂肪，因為要減重，我**一天只吃一份水果，一份會包含數種水果，而且是在早餐吃**。

7 早餐準備蔬菜的話，要洗要切要煮比較麻煩，早餐不見得都有吃到蔬菜，可分配到午餐和晚餐的時候吃。

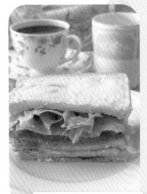

在吐司裡加入蔬菜

我的 **午餐便當** 這樣吃

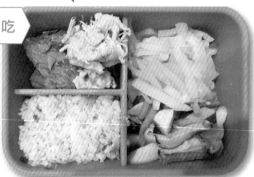

- 里肌肉片
- 吻仔魚炒蛋
- 清炒瓠瓜
- 給合蔬菜
  （菇類、小黃瓜、紅蘿蔔）
- 白米飯約半碗

我的 **晚餐餐盤** 這樣吃

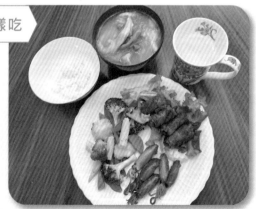

- 煎里肌肉捲佐生菜
- 小卷
- 綜合蔬菜
  （綠花椰、玉米筍、紅蘿蔔）
- 酸菜豬肚湯
- 飯 2～3 口

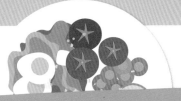

梁醫師半醣減重飲食秘訣

1 **午餐** 我是我太太幫我準備的便當,這個便當的容量約750ml。餐食的烹調方式都很簡單,**肉類多半是乾煎、清蒸、水煮、烘烤的方式**,避免醣醋或紅燒的做法,這兩種烹煮方式會加入糖,對減脂及控糖沒有幫助。**青菜則主要是油水炒的方式,便當裡會有 2 ～ 3 種蔬菜。**

2 碳水化合物以米飯為主,**因為家人吃白飯,所以我也沒有特別吃糙米飯或五穀飯**,就是好準備、好執行為原則。

3 太太在煮好晚餐後,會把菜分到每個人的餐盤裡,起因是我們有長輩同住,若把菜裝在盤子裡各自夾取,長輩常常偏好吃某幾樣菜,所以**把菜餚分裝到餐盤裡,就能均衡飲食**,這樣的方式,對減重的我來說也有好處,**更能掌握每種營養素要吃的份量。**

4 **晚餐會以肉類、海鮮等蛋白質及蔬菜為主,飯吃得很少**,如果吃肉和吃菜就有飽足感,飯我也不見得會吃。

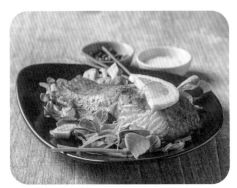

12 小時內吃完三餐、12 小時禁食

施行減重，我除了調整三餐的飲食內容，進食時間也採行**三餐用餐時間在 12 個小時內完成，另外的 12 個小時則禁止進食**。

換句話說，如果在晚上七點鐘吃晚餐，那麼隔天吃早餐的時間會是早上七點鐘；晚餐和隔日早餐之間，禁止進食十二小時，這段期間，身體不僅新陳代謝會有效進行，有助於體內的脂肪燃燒，也可讓胰臟休息，維持血糖穩定。**只要不吃宵夜，基本上每個人都能簡單達成這種 12 小時斷食的方法**。

從圖來看會更清楚。通常當我們進食時，血糖會上升，胰臟就會分泌胰島素，像是吃早、午、晚三餐，進食時，血糖上升，胰島素也會跟著上升（紅色狀似山峰的部分），其他未進食的時段，胰島素下降（藍色部分），這時候並不表示胰島素不分泌，還是有一定的量在控制我們的血糖。

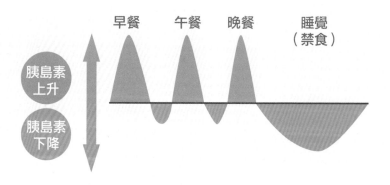

此圖表展示了進食（包括正餐和點心）對胰島素水平的影響，
其中紅色部分表示胰島素的升高，藍色部分表示胰島素的降低。

　　晚餐後就不進食，到隔天早餐，中間間隔 **12 小時**的時間，胰臟就可以輕鬆工作，讓胰島素維持在低檔就可以。

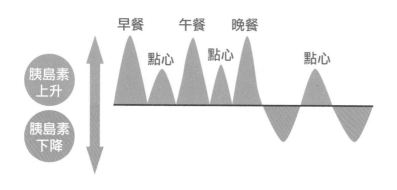

　　先前也告訴過大家，少量多餐或在餐與餐之間吃零食，睡前又吃宵夜，頻繁進食的狀況下，血糖會處於波動的狀態，胰臟就要分泌更多胰島素來促使血糖進入細胞；胰島素長時間處於高波動的狀態，身體就會進入脂肪儲存模式，不僅體重、體脂會增加，胰臟也沒有辦法好好休息，久了它就會抗議，造成胰島素阻抗，再來胰臟罷工，糖尿病就來了。所以把**三餐吃飽，餐跟餐中間，只喝水、喝無糖茶或黑咖啡，其他我都不碰。**

　　人體在空腹的時候，會先運用體內的葡萄糖、肝醣產生能量，大約 12 個小時後，這些儲存的能量就會慢慢用完，身體會進入「燃燒脂肪」的階段。因此，也可以透過斷食法拉長空腹的時間，消耗身體中的脂肪，達到減脂的效果。像坊間流行的「168 間歇性斷食」

就是利用這個原理，它的做法是一天 24 小時，16 個小時不吃東西，控制在 8 小時內進食，例如早上 9 點吃早餐，下午 5 點吃完最後一餐後就不吃東西。

16 小時完全不吃東西，胰島素會維持在穩定低點，減少脂肪的合成，且增加體內燃燒脂肪的機會，不僅可以達到減重及減脂目的，還能改善胰島素阻抗、降低血脂和血壓，對預防心血管疾疾也有幫助。不過，身體有慢性疾病、孕婦、腸胃不適者，要先諮詢醫師。

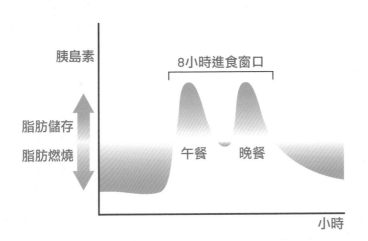

● 8 小時進食窗口 ●
（16 小時禁食──不吃早餐）

圖表展示了在「8 小時進食窗口」內，胰島素水平的變化，以及脂肪儲存和燃燒的交替作用，並強調禁食的 16 小時中脂肪燃燒的效果。

我的進食順序：
水、肉、菜、飯、果

常見的用餐方式通常是盛好一碗飯，吃飯配肉配菜，飯和肉菜混著吃，接著喝湯，最後再吃些水果。但這樣的進食方式不易控制血糖，因為空腹的時候吃飯、麵等精緻澱粉，血糖會快速升高，身體會大量分泌胰島素，多餘的血糖就容易轉成脂肪堆積在體內，讓人發胖。

若調整進食順序，先吃低升糖指數的食物，有助於讓血糖波動較小，怎麼吃呢？我的進食順序是：水、肉、菜、飯、果。

照例，三餐用餐前我會先喝一杯 300 ～ 500cc 的溫開水，增加飽足感。而肉、菜、飯、果的進食順序則是有理論和實驗根據的。

之前我們一直提到胰臟會分泌胰島素（Insulin），胰臟還會分泌另一種荷爾蒙叫「升糖素（Glucagon）」。當我們吃東西時，胰島素就會開始分泌，讓血糖快速入細胞，細胞沒用完的，就會促使

肝臟合成肝醣、肌肉細胞合成肝醣及蛋白質，以及脂肪組織合成脂肪，進行能量貯存，所以胰島素的功能是「合成代謝」。

升糖素是在血糖下降、胰島素降低時分泌，當身體需要能量的時候，升糖素可促進肝醣分解、糖質新生，使血糖上升，所以它的作用是「分解代謝」。胰島素與升糖素的相對概念，其中一個上升，另一個就會下降，反之亦然。

胰島素與升糖素濃度究竟是上升還是下降，會受到飲食中碳水化合物、蛋白質、脂肪三大營養素的影響。在任何情況下，攝取碳水化合物（醣類），都會造成胰島素上升、升糖素下降。脂肪則不太刺激胰島素，只會使升糖素上升。而攝取蛋白質理論上胰島素和升糖素都會上升，但實際上，蛋白質對胰島素濃度的影響程度，取決於血糖狀態。

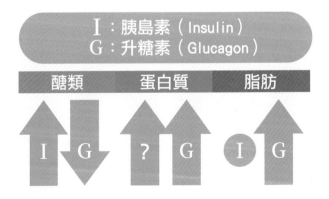

　　1971 年有個知名且具代表性的狗狗的實驗（註①），是測試胰島素與升糖素對蛋白質攝取的反應。試驗把狗狗分成兩組，都分別予以注入丙胺酸（Alanine），這是蛋白質分解後的一種胺基酸，用以代表攝取蛋白質。一組狗狗先注入葡萄糖，使其血糖升高，刺激胰島素分泌後，再注入丙胺酸後，胰島素又再上升，升糖素則下降了近一半。

　　而另一組狗狗則是空腹狀態且血糖正常，在注入丙胺酸後，胰島素濃度不變，升糖素則上升了兩倍。

　　兩組會有明顯的差異如，關鍵就在於是否注入葡萄糖。先攝取葡萄糖，血糖升高，再攝取蛋白質，升糖素會下降，反之如果空腹狀態只給予蛋白質，則升糖素會上升。

　　美國代謝健康和胰島素阻抗領域知名的科學家畢可曼（ Dr. Benjamin Bikman）教授提出以胰島素和升糖素的比值（IG 比）做為指標，用來了解哪種代謝方式占優勢。高 IG 比代表合成代謝是主要走向；反之，低 IG 比則代表分解代謝為主要途徑。我們希望升糖素分泌多一點，因為它可以燃燒脂肪，所以希望創造比較低的 IG 比。

註①：Müller, Walter A., Gerald R. Faloona, and Roger H. Unger. "The effect of alanine on glucagon secretion." The Journal of clinical investigation 50.10（1971）：2215-2218.
https：//www.jci.org/articles/view/106716

畢可曼指出從人體研究數據發現，當人在斷食狀態下攝取蛋白質，IG 會比從 0.8 降到 0.5。這和前面所講的狗狗實驗一樣，空腹時給予胺基酸，則胰島素沒什麼變化，但升糖素大幅上升，使得 IG 比值變小。

在標準美式高糖高油的飲食下攝取蛋白質，會使 IG 比值從 4 上升 70，飆升快 20 倍。胰島素大量分泌，後果就是促進合成脂肪。

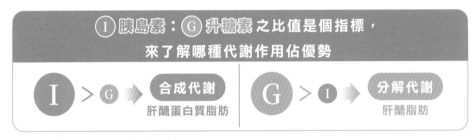

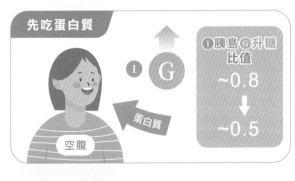

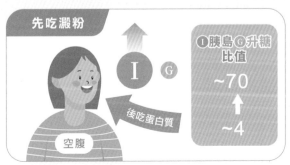

　　我們可以再來看下面這二張圖，這是進食三大營養素後，血糖及胰島素的變化。當我們我們吃進碳水化合物，有 90% 到 100% 會被轉化成葡萄糖，血糖高峰只需 15 分鐘即可到達，胰島素也會迅速的反應。蛋白質也會使血糖升高，約有 20% 的蛋白質會經由糖質新生轉化為葡萄糖，不過，血糖的高峰大約在進食後兩小時，至於胰島素也會上升只是比較和緩。至於脂肪則不太會使血糖升高，而且可以讓血糖穩定長達 10 小時，相對的也不太會觸動胰臟分泌胰島素。

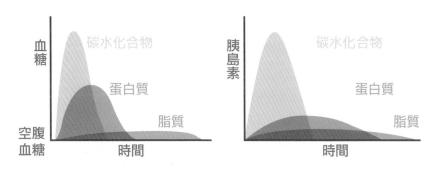

不同種類的營養素，對身體血糖波動的影響。

⬤ **碳水化合物**血糖上升最為迅速

⬤ **蛋白質**其次

⬤ **脂質**最為平緩

　　所以在進食順序，才會傾向先吃肉（蛋白質），飯（碳水化合物）擺在後面吃，就是不要讓血糖一下子就升高，導致胰島素大量分泌。

　　此外，2015 年有另一篇發表在《糖尿病照護期刊（Diabetes Care）》的研究（註2），是針對體重過重的第二型糖尿病患者，以組內交叉研究的方式進行，同一餐吃同樣的食物，但吃的順序不同，第一週先讓受試吃碳水化合物（巧八達麵包、柳橙汁），過 15 分鐘後，再吃蛋白質（去皮雞胸肉）和蔬菜（番茄生菜沙拉佐義大利醋、綠色花椰菜佐奶油）。一週後將進食順序倒過來，先吃蛋白質和蔬菜，15 分鐘後再吃碳水化合物，然後去看他們血糖的變化，並分析葡萄糖與胰島素的濃度。結果發現，先吃蛋白質和蔬菜再吃碳水化合物和果汁，餐後血糖上升的幅度較小、胰島素的分泌也較平穩。研究中還提到，先吃蛋白質與蔬菜再吃碳水化合物的效用與降血糖藥物（metformin）的效果類似。

　　2015 年這個研究，是把蛋白質和蔬菜放一起吃，沒有再區分先後順序。也有人問我是要先吃菜還是先吃肉？

註②：Shukla, Alpana P., et al. "Food order has a significant impact on postprandial glucose and insulin levels." Diabetes care 38.7（2015）：e98-e99.
https：//diabetesjournals.org/care/article/38/7/e98/30914/Food-Order-Has-a-Significant-Impact-on

　　大原則是不管是吃肉還是吃菜，只要把碳水化合物放在後面吃，就不會讓血糖快速上升。但我個人傾向先吃肉，原因是吃進蛋白質後需由腸胃道的酵素加以分解成胺基酸，這個過程需要一點時間，我們希望能夠早一點啟動這個流程；**先吃蛋白質食物，也可以啟動升糖素協助燃燒脂肪。**

　　除此之外，先吃肉還有一個好處，肉類食物中的蛋白質和脂肪可以幫助我們分泌更多的腸泌素（Incretin），腸泌素是人體遠端迴腸及部分大腸所分泌的賀爾蒙，當食物進入腸胃道就會刺激腸泌素分泌，其會依據血中葡萄糖濃度多寡促進胰臟 β 細胞分泌胰島素，並抑制胰臟 α 細胞分泌升糖素，使得肝臟減少製造葡萄糖。

　　腸泌素也會抑制胃部的排空，並且促使下視丘的飽足中樞發出飽足感的訊息，達到抑制食慾及控制體重的效果。人體的腸泌素分為類升糖素胜肽 -1（Glucagon-like peptide 1，GLP-1）和胃抑素（glucose-dependent insulinotropic polypeptide，GIP），是人體腸道本身就有的荷爾蒙，進食後腸胃道就會分泌，而現在很夯的減肥藥—瘦瘦筆，就是含有 GLP-1 或 GLP1 與 GIP 雙重成份。

　　吃完肉、蛋、豆類等蛋白質食物後，再吃大量富含纖維質的蔬菜，蔬菜的膳食纖維能夠吸水膨脹，占據胃的空間，增加飽足感。此外，纖維素不僅可以做為益生原，餵養我們的腸道菌，也有助於腸胃蠕動，它還可減緩血中葡萄糖被分解和吸收的速度，讓血糖平穩。

　　我吃蛋白質和蔬菜的量約是1:1，這兩樣吃完就幾乎有飽足感，**還吃得下的話，就再吃點飯、麵和水果**。這樣的進食方式可以避免血糖一下子衝高，引起高胰島素，同時也能減少脂肪合成。

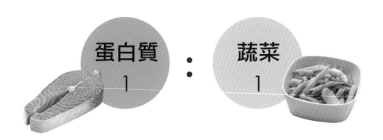

　　進行「減醣」及以「水、肉、菜、飯、果」的進食方式減重一年後，我的體重從 84 公斤降到 72 公斤，脂肪肝從中度變輕度。

　　在診間，我也把這樣的減重方式分享給病友，曾經有對年約 40 多歲的肥胖夫妻到北投健康管理醫院健檢，報告中的血糖、三酸甘油酯、膽固醇等數值都是紅字，他們採用了我的減重方法半年後，兩人再次出現在診間都苗條許多，夫妻兩人不僅共減去 20 公斤，檢查數值也恢復正常。他們也分享其用餐方式，就是**碗先不盛飯，先把餐桌上的肉菜都吃完後，再拿著空碗去盛點飯來吃，避免澱粉太早入口**，這個好方法可以給想要控糖減重的人試試看。

用餐順序黃金SOP　水　肉　菜　飯　果

現今檢測血糖的
吊詭與因應

　　要診斷是否罹患糖尿病，可藉由抽血來查，其中有 4 項指標，只要符合其中 1 項即可診斷為糖尿病（前三項需重複驗證 2 次以上）：

》**空腹血糖**：是指 8 小時沒有進食，體內每 100 克血漿所含的葡萄糖濃度。當血糖值 ≧ 126 mg ／ dL 即為糖尿病。

》**糖化血色素（HbA1c）**：是血液中的葡萄糖與紅血球內的血色素結合所形成，糖化血色素可反應過去 3 個月的血糖平均值。當糖化血色素 ≧ 6.5% 即為糖尿病。

》**口服葡萄糖耐受試驗**：指在空腹狀態喝下 75 克的葡萄糖溶液，並在 120 分鐘後抽血檢查，藉以了解身體對糖分的代謝能力。若數值 ≧ 200 mg/dL，即為糖尿病。

》**典型的高血糖症狀**：多吃、多喝、多尿與體重減輕且隨機血漿血糖 ≧ 200 mg ／ dL。

　　臨床上看到有病患空腹血糖正常，但糖化血色素高，或是空腹血糖偏高，但糖化血色素卻正常的狀況，其實看糖化血色素有時候會有一些陷阱，結果可能會產生誤導。例如女性因月經週期或者病患急性出血時，會造成紅血球周轉率增加而讓糖化血色素偏低，這種糖化血色素假性降低的情況在臨床上很常見；有些人缺鐵、維生素B12 或葉酸，讓紅血球周轉率減少，也會有糖化血色素假性升高的情形。所以如果用糖化血色素來診斷糖尿病，就可能會有漏網之魚。

　　被診斷出糖尿病就像是巨大的冰山露出水平面的一角，水平面下的冰山早就存在，只是沒有被看見。有研究指出，病患被診斷出糖尿病前十年，就有胰島素阻抗的情形，但做空腹血糖和糖化血色素檢測可能都是正常的。隨著時間的進行，胰島素阻抗越來越嚴重，雖然空腹血糖還正常，但餐後 2 小時的血糖檢測已慢慢上升。這就是我們常常看到有病患空腹血糖正常，但糖化血色素偏高，代表平均血糖已升高了。

　　在胰島素阻抗的糖尿病前期，胰島素分泌增加，會促使身體進行代謝合成，貯存脂肪，人會變胖，三酸甘油酯會升高、高密度脂蛋白膽固醇降低，血管也會慢慢產生病變，這些代謝症候群的現象逐一出現。再發展下去，胰臟胰島細胞功能變差，分泌胰島素的能力就會下降，血糖就控制不住，檢測空腹血糖時發現不正常，才被診斷出糖尿病。

　　要知道是否有胰島素阻抗，可用「**胰島素阻抗指數（HOMA-IR）**」指數來評估，HOMA-IR ≦ 1.4 為正常、HOMA-IR 介於 1.5-1.9之間為輕微胰島素阻抗、HOMA-IR ≧ 2.0 為嚴重胰島素阻抗。

我們來看 A、B、C 這三位健檢民眾的檢測數據。他們的空腹血糖和糖化血色素的數值都正常，不會被診斷為糖尿病，但看胰島素分泌的數值，A 是 3、B 是 9、C 是 18，意思是，A 的胰臟花 3 分的力氣，就可以把血糖控制在 90，但 B 要花 9 分的力氣，C 則是要花上 18 分的力氣，C 的胰島素分泌量是 A 的 6 倍，才能達到一樣的血糖控制效果，雖然表面上血糖值都相同，但胰臟要做的工卻是大不相同。

再 看 A、B、C 三位的 HOMA-IR 數值，分別是0.7、2.0、4.0，B 和 C 已出現嚴重的胰島素阻抗。

胰島素阻抗其實是身體的保護機制，避免過量的葡萄糖進

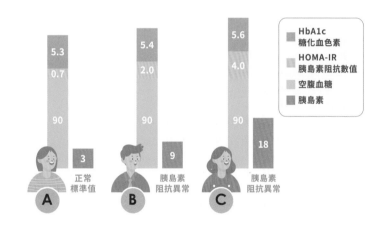

到細胞內傷害細胞本體，或是阻止脂肪累積在器官裡，而將其阻擋在細胞之外。當血糖急速升高且超過腎閾值，胰臟就會停止分泌胰島素，這是第二道防線，不再強迫細胞吸收葡萄糖，這時葡萄糖就會透過尿液排出體外，一些糖尿病的症狀或是代謝症候群就會跟著出現。

所以，別以為健檢抽血檢查時，血糖數值正常就沒有糖尿病的疑慮，最好還是透過「胰島素阻抗指數（HOMA-IR）」來盡早發現是否有胰島素阻抗，**若已出現胰島素阻抗，透過飲食及運動就可及早逆轉或控制，避免衍生成高血糖對身體健康帶來危害。**

控糖減重新武器──
「連續血糖監測儀」

　　因為我的 HOMA-IR 數值超標，促使我想進一步了解食物對血糖的影響，看看進食的內容、順序的差異與血糖波動的關聯，所以我配戴了「**連續血糖監測儀（Continuous Glucose Monitoring，CGM）**」（以下簡稱 CGM）。

　　CGM 是一種醫療設備，約一個 50 元硬幣大小，它有一個軟針是葡萄糖感應器，配戴時就好像蓋章一樣把軟針安裝到皮下，通常是戴在上手臂。配戴完成後洗澡、游泳都不會有影響。這個軟針的感應器依不同機型每隔 1-5 分鐘會測量皮下組織液裡的葡萄糖再轉換成血糖值，將許多點的血糖值串連成線圖，形成 24 小時的曲線圖；**依據機型不同，可以連續測量 7 ～ 14 天**。並藉由手機掃瞄 CGM 再透過藍芽將數據傳輸至手機或是平板上的應用程式（APP），透過曲線圖**可以觀察到飲食、運動、藥物對血糖的影響**。

　　以往常見有以下六種狀況適合配戴 CGM：

》 **害怕扎針**：一般控制血糖的監測方式，都需要用針刺指頭的方式採血，再用血糖機測量血糖的濃度變化及波動，操作上疼痛又較麻煩，有時一天需測量 4 到 10 次不等，使用 CGM 就可免除扎針的困擾。

》 **血糖起伏變化大**：一天裡血糖高高低低變化，無法確實得知血糖飆高或低下的時間點，配戴 CGM 就可輕鬆掌握。大部分的 CGM 都有警報的功能，可以針對低血糖做提醒，讓糖友及時補充糖，預防低血糖發生。

》 **量血糖都正常但糖化血色素很高**：這種不一致的狀況，也可以透過 CGM 來找到答案。

》 **糖尿病高風險族群**：像是有家族史或糖尿病前期等。

》 **明明沒吃很多，血糖卻很高**：配戴 CGM 可以知道進食後的血糖變化，就可以了解哪些食物容易引起高血糖造成血糖波動，可以發現控糖的盲點。

》 **莫名其妙高低血糖**：除了飲食、運動、藥物會影響血糖變化，情緒及壓力也會促使血糖波動，也可以藉由 CGM 的數值來做觀察。

　　現今也會利用 CGM 來做體重控制，因為很多肥胖的人都有胰島素阻抗的問題，藉由飲食了解血糖波動，進而達到控糖的目的來

改善胰島素阻抗，這是配載 CGM 最主要的目的。

配戴 CGM 可以知道三個關鍵的血糖數值，分別是：平均血糖值、餐後血糖峰值、血糖變異性。這三個數值我們體檢時無法測得，但卻是從血糖推斷健康與否很重要的指標。

首先來了解血糖平均值過高的影響

一篇 2011 年發表在《糖尿病照護》期刊的研究，研究人員把過去三個月的平均血糖，也就是糖化血色素 HbA1c 5-5.5 的這組人當作參考組，在平均 11.2 年的追蹤期間，HbA1c 介於 5.5-6 的這組人，死亡率比參考組增加了 10%，而 HbA1c 在 6-6.5 這組增加了 29%。這兩組人在臨床上都還不會被診斷為糖尿病，算是糖尿病前期，死亡率就有顯著升高，至於 HbA1c 超過 6.5 這組，死亡率更大幅提升到 45%。

研究人員把死亡原因中的心血管疾病和癌症再分別拉出來看，也觀察到一樣的趨勢，**只要平均血糖值愈高，死於癌症或心血管疾病的風險都顯著的上升**（註③）。

另一篇發表在《新英格蘭醫學期刊》的研究，則是觀察平均血糖和失智症的關聯。研究分析了 2067 位平均年齡 76 歲的老年人，其中 1835 人沒有糖尿病，232 人有糖尿病，追蹤 6.8 年期間，有 524 人出現了失智症（74 人患有糖尿病，450 人沒有糖尿病），

1835 名參與者沒有。結果發現，**平均血糖越高，失智症的風險越高；**即使平均血糖被認為正常者（115mg ／ dl，HbA1c 約 5.5%），失智的機率還是比平均血糖濃度僅 100mg ／ dl 者高了 18%；如果是糖尿病患，血糖和失智症的相關性更明顯，平均血糖高達 190mg ／ dl 的糖尿病患，老年失智的風險比平均血糖 160mg ／ dl 的糖尿病者高了 40%。因此這篇研究的結論十分簡單明瞭，**即使沒有糖尿病的人，平均血糖越高，失智的風險就越高**（註④）。

再來是餐後血糖峰值

一般人飯後兩小時的血糖值應低於 140mg ／ dL，但飯後血糖高峰不一定是在飯後 2 小時，會與你吃的食物成分有關。一般來說，正常人進食後的血糖會在 30 ～ 60 分鐘左右達到高峰，然後開始下降，2 小時後會下降至與餐前血糖差距 30 ～ 60mg ／ dL 左右的範圍，大約於進食後 4 小時內降到進食前的血糖基準。

註③：Pfister, R., et al. "No evidence of an increased mortality risk associated with low levels of glycated haemoglobin in a non-diabetic UK population." Diabetologia 54（2011）：2025-2032.
https://link.springer.com/article/10.1007/s00125-011-2162-0

註④：Crane, Paul K., et al. "Glucose levels and risk of dementia." New England Journal of Medicine 369.6（2013）：540-548.
https://www.nejm.org/doi/full/10.1056/NEJMoa1215740

若是第二型糖尿病的病患，則是會延遲到飯後的第 2 小時血糖才開始下降，為了驗得飯後血糖的高峰點，所以通常是建議驗飯後 2 小時；但臨床上若是病人吃得非常油膩，有時候飯後血糖會甚至到飯後 3 小時才開始下降，也可能到了 4 小時都還回不到進食前的基準點。

那麼餐後血糖峰值對健康有什麼影響呢？台大醫院有一篇發表在《糖尿病照護期刊》的研究，對 15145 位 35 ～ 75 歲沒有糖尿病或心血管疾病患者進行觀察研究。給受試者吃總熱量 650 大卡（含 110 公克碳水化合物、30 公克蛋白質、10 克脂肪）的午餐，兩小時後量測血糖，並予以分組，發現餐後 2 小時血糖濃度每增加 18mg ／ dL，追蹤 6.7 年後心血管疾病的死亡率會增加 26%，全因死亡率（所有死因）則會增加 10%。而飯後血糖值最高的第五組（8.56 mmol ／ L 也就是 154 mg ／ dL），其心血管疾病死亡率幾乎是對照組的兩倍（註⑤）。所以飯後 2 小時血糖可提高非糖尿病者心血管死亡風險的預測能力。

為什麼又要了解血糖變異性？

因為糖化血色素是看過去三個月的血糖平均值，看不出日常期間內的血糖波動，有可能兩個人的糖化血色素數值都一樣，但一個人血糖表現平穩，另一個卻是血糖忽高忽低。

血糖波動幅度愈大，愈容易傷害血管內皮細胞，心血管疾病的風險就會上升。2008 年有篇發表在《糖尿病期刊》研究，找來兩組受試者，一組有糖尿病，一組沒有糖尿病，研究人員分別為其注射葡萄糖，讓他們經歷兩次血糖從 90 到 270 的震盪，並且比較他們的血糖維持在 180 以及 270 的高血糖狀態，觀察他們血管內皮細胞功能以及氧化壓力狀況有何不同。

結果發現，不論有無糖尿病，血糖震盪愈厲害，血管內皮細胞功能異常和氧化壓力的程度，都比一直維持在高血糖的時候高（註⑥）。

配戴 CGM 結束後，會有這段時間完整的報告，除了有平均血糖值、血糖變異係數（Coefficient of Variation），還有一個長條圖，顯示 TIR（Time In Range）的數據，代表配戴時間內，血糖有多少比例落在目標範圍，還會呈現包括 TAR（Time Above Range）高於目標範圍時間的比例，表示高血糖、TBR（Time Below Range）低於目標範圍時間比例，表示低血糖。血糖控制標準依照不同狀況有所差異。

註⑤：Lin, Hung-Ju, et al. "Postprandial glucose improves the risk prediction of cardiovascular death beyond the metabolic syndrome in the nondiabetic population." Diabetes care 32.9（2009）：1721-1726.
https：//diabetesjournals.org/care/article/32/9/1721/28686/Postprandial-Glucose-Improves-the-Risk-Prediction

註⑥：Ceriello, Antonio, et al. "Oscillating glucose is more deleterious to endothelial function and oxidative stress than mean glucose in normal and type 2 diabetic patients." Diabetes 57.5（2008）：1349-1354.
https：//diabetesjournals.org/diabetes/article/57/5/1349/13528/Oscillating-Glucose-Is-More-Deleterious-to

以第 2 型糖尿病的血糖目標為例：

》**介於目標範圍時間（代表 TIR）**：血糖介於目標範圍 70 ～ 180mg／dL 時間，此區塊佔據時間越多越好，最好控制在 70% 以上，也就是一整天 24 小時有 16 個小時血糖維持在正常範圍內。

》**高於目標範圍時間（TAR）**：血糖超過目標範圍 >180mg／dL 的時間，這兩區塊加起來越低越好，應小於 25%。嚴重高血糖 >250mg／dL 的時間，應控制在 5% 以下，趨近於零。

》**低於目標範圍時間（TBR）**：血糖低於目標範圍 <70mg／dL 的時間，此區塊越低越好，最好低於 4%，表示低血糖發生的時間少。而嚴重低血糖，也就是血糖 <54 mg／dL 的時間，應控制在 1%，趨近於零。

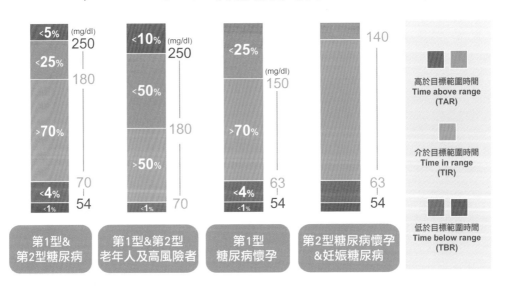

● **TIR 目標範圍時間** ●

第1型&第2型糖尿病

第1型&第2型糖尿病 老年人及高風險者

第1型糖尿病懷孕

第2型糖尿病懷孕&妊娠糖尿病

高於目標範圍時間 Time above range (TAR)

介於目標範圍時間 Time in range (TIR)

低於目標範圍時間 Time below range (TBR)

善用「連續血糖監測儀」
看清飲食對血糖的影響

公開配戴 CGM 14 天的紀錄

了解 CGM 的功能和作用後，接下來，我就公開我配戴兩星期 CGM 及特別挑幾天進食的內容和 CGM 的紀錄，來看看血糖的波動變化。

我的 14 天
CGM 全記錄

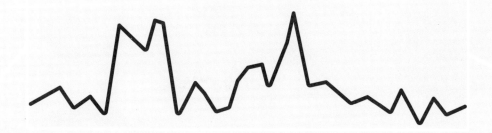

第 1 天
2023 年 10 月 18 日

　　剛開始戴的第一天覺得很新奇，就想試試看吃進什麼東西，血糖會有怎樣的變化。我有許多口袋美食，就和太太先到台北市萬華去吃好料。近中午到了一家知名滷肉飯店，點了焢肉飯、滷蛋、筍絲、滷白菜、肉羹湯，其實點這麼多，是口腹的享受，但這些充滿滷香的美食，是加了很多糖的，我也偷偷擔心會不會讓血糖飆高。於是我就按照肉、菜、飯的進食順序，先吃焢肉和滷蛋，再吃筍絲和滷白菜，最後才吃滷肉飯。結果血糖才到 130 幾，也還好沒有衝高。

　　吃完午餐後，又去另一家店買了洛神花茶喝（蠻甜的），走走路又去喝下午茶，吃蛋糕、喝咖啡，接近傍晚就去吃魷魚羹和割包。

　　這一天從早上 10 點到下午 6 點，我和太太就是走走吃吃，吃了許多美食，也走了近 19,000 步。從 CGM 顯示的血糖波動看來，糖油混合的烹煮方法，真會讓血糖上升，而且會發現我喝了含糖飲料（洛神花茶）後，血糖上升且急速下降，這就印證，吃高糖的食物，血糖變動大，會引發飢餓感，讓人更想吃東西。這一天吃吃喝喝下來，血糖有高低波動，但或許是因為我有按照進食順序，並且走了不少路，所以血糖不致飆升。

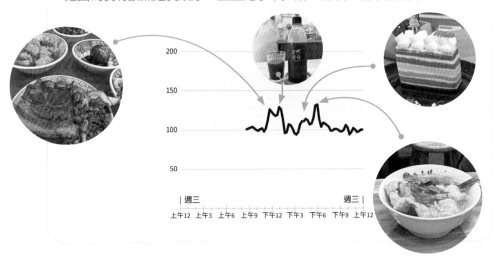

第 2 天
2023 年 10 月 19 日

因為是假期，第一天在萬華匪類地大吃後，就施行了 168 間歇斷食法，第二天我又跟太太去吃「超級」早午餐，會說超級是因為份量很多，而且甜點不忌，這早午餐的組合有火腿蛋沙拉三明治、蛋包飯、舒芙蕾、布丁。蛋包飯我吃了三分之二，舒芙蕾和布丁跟太太各吃一半；餐後我們又一人吃了一個霜淇淋。

早上因為沒有進食，所以血糖平穩，之後吃這份早午餐，有許多碳水化合物，血糖就上升，約到 138mg ／ dL 左右，後來就慢慢下來。

晚餐我跟朋友去吃燒烤，點了不少蔬菜和烤魚、烤肉、炸雞。這餐沒有澱粉，我先吃肉、魚，吃炸雞的時候沒有沾美乃滋，之後再吃烤蔬菜，血糖滿蠻平穩的。吃完後，又和朋友邊走邊聊天，所以血糖看起來滿平穩的。

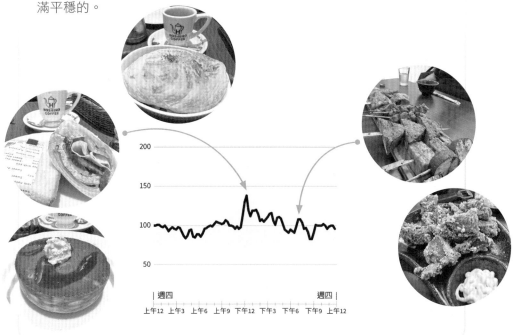

第 8 天
2023 年 10 月 25 日

速食店的食物，我也想來吃吃看對血糖什麼影響，但我怕血糖衝高，所以除了點雙層牛肉漢堡、雞塊、還買了一份雞胸肉的生菜沙拉。

我先吃雞塊（怕血糖高不敢沾醬）、再吃雞胸肉的生菜沙拉、最後才啃漢堡，血糖也還好。再次證明按照肉、菜、飯的順序進食，不會造成血糖大幅波動。

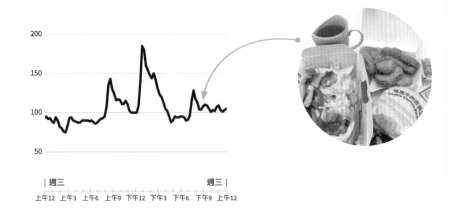

排骨便當實測記錄

利用配戴 CGM 的期間，我做了另一個測試。有兩天的中午，我吃一模一樣的排骨便當，第一天是按照傳統的吃法，飯肉菜混著吃，第二天是依照肉、菜、飯的順序吃。

混著吃可以看到，血糖的峰值約出現在進食後 40 分鐘上升到 204mg ／ dL，一小時後下降到 183mg ／ dL，4 小後才回到正常值。

第 9 天
2023 年 10 月 26 日

　　午餐排骨便當依照肉、菜、飯的順序吃，血糖最高約到 150mg ／ dL，且 3 小過後就回到正常值。飯後 2 小時的血糖值，標準是小於 140mg ／ dL，並且要在 4 個小時內讓血糖回到基準點。

　　而這天的晚餐我吃炸雞腿和蔬菜，餐前先喝一杯無糖的蘋果醋，之後再吃炸雞腿和蔬菜，發現血糖沒有衝高。蘋果醋可使得糖和澱粉轉化為葡萄糖的速度變慢，又可讓肌肉吸收葡萄糖的速度更快，如此就讓在血液裡的血糖變少，因此血糖的峰值就會比較低。

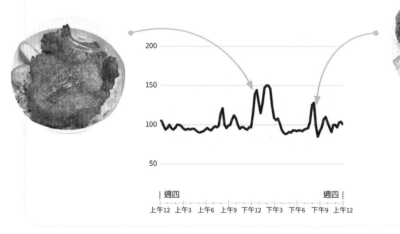

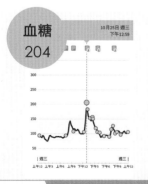

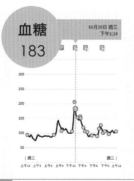

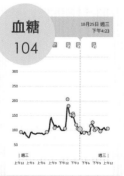

| 吃完排骨便當 | 40分鐘後 | 1小時後 | 4小時後 |

169

第 10 天
2023 年 10 月 27 日

　　早餐我吃中式的燒餅夾蛋、一杯黑咖啡、一份水果,想看看中式早餐對血糖的影響,結果血糖上升到 150mg ／ dL,燒餅在製作時在麵粉裡加了許多油脂,算是高糖高油的食物,對血糖影響很大。

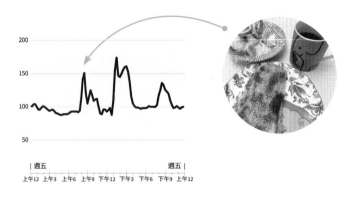

第 11 天
2023 年 10 月 28 日

　　這天太太不在家,沒有開伙,晚餐我和兒子去吃日本料理,我點了海鮮丼飯、烤魚、鮪魚手捲。我照例先把蛋白質食物吃完後,再吃一點醋飯。結果血糖不僅沒有升高而且很穩定。所以我常跟大家分享,要減重吃大魚大肉就對了。

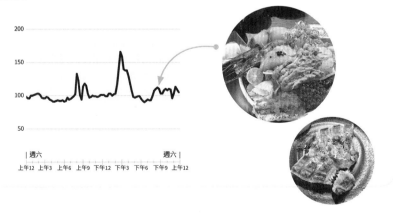

170

醫院同事與我的對照組

有許多外食族，早餐或午餐就買便利商店的餐食解決一餐，某天我醫院的同事一整個早上都在忙，沒有吃早餐，午餐就到便利超商買了一個地瓜吃，結果他 CGM 的血糖數據迅速飆升到 233mg／dL，然後血糖又快速下降，呈現出低血糖，顯示血糖的變異很大，我同事沒有糖尿病，光吃一個地瓜血糖的震盪就這麼大。

因為我同事一直到中午才進食，又只吃碳水化合物，不僅會讓血糖飆升，也會擾亂掌管食慾的飢餓素。使得我們吃完東西後覺得飽，但不久又會感到飢餓。

看到同事吃地瓜血糖的波動，某天早晨，我也試試吃便利商店的早餐，除了地瓜之外，我還買了一顆茶葉蛋、一盒無糖豆漿，還準備了一杯每天必喝的手沖咖啡。我先吃茶葉蛋和無糖豆漿等蛋白質食物，再吃地瓜。結果血糖最高約是 119mg／dL，和同事相較起來，我的血糖沒有上升這麼多。

後來我同事也學我這樣吃，他的血糖峰值為 185mg／dL，比原先只吃地瓜的 233mg／dL 下降許多，但還是比我的高。這也顯示雖然吃相同的食物，但對每個人血糖的影響不同，這是配戴 CGM 後，才觀察到的現象。

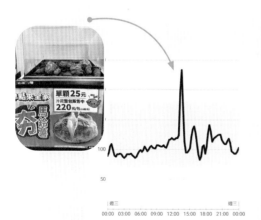

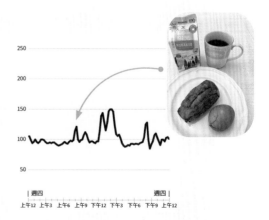

171

配戴 14 天後，報告出爐。可以發現：

● 我的血糖較高是在午餐時間，平均約為 **120mg/dL**，全天的平均血糖是 **106mg/dL**。代表血糖波動幅度的血糖變異也是在三餐期間有明顯的波峰，午餐的變異稍大些。

● 血糖的範圍 **100%** 都落在 **TIR** 的區間內，顯示血糖平穩。

● 糖化血色素的預估值是 **5.2%**。

當天我也去醫院抽血，透過血液檢測血糖各項指數，糖化血色素的值的 CGM 的估值差不多。但我的胰島素數值偏高，顯示有胰島素阻抗。

我在減重前健檢時，空腹血糖值是 105mg／dl，雖未達到糖尿病的標準，但已算是高血糖；減重後，我再去做健檢，空腹血糖、糖化血色素的數值都在正常範圍，但進一步檢測 HOMA-IR 數值，居然超過 3，已是嚴重的胰島素阻抗。減重後我的 HOMA-IR 數值還這麼高，可見得未減重前，數值更高，就快步入我父親的後塵。這也提醒我，即使減重成功，但因為有糖尿病的遺傳基因，還是得持續透過飲食及運動來維持身體健康。

● 14 天 CGM 全記錄 ●

1～6天

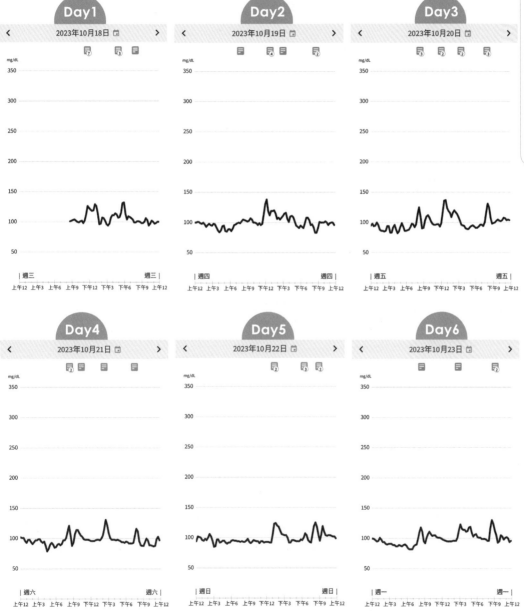

● 14 天 CGM 全記錄 ●

7 ～ 12 天

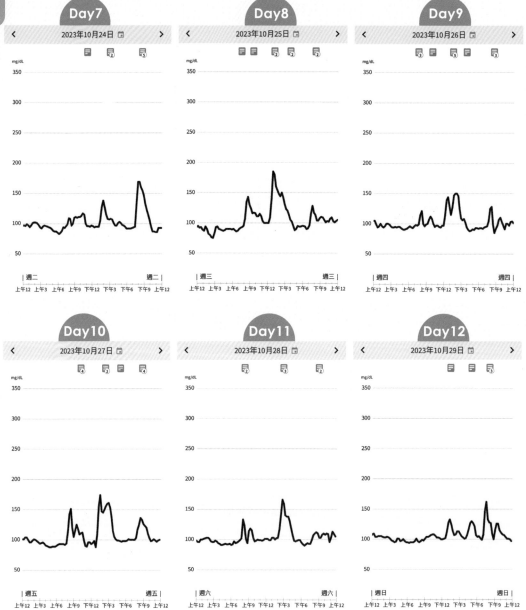

Day7 2023年10月24日

Day8 2023年10月25日

Day9 2023年10月26日

Day10 2023年10月27日

Day11 2023年10月28日

Day12 2023年10月29日

● 14 天 CGM 全記錄 ●

13、14 天＆相關資料

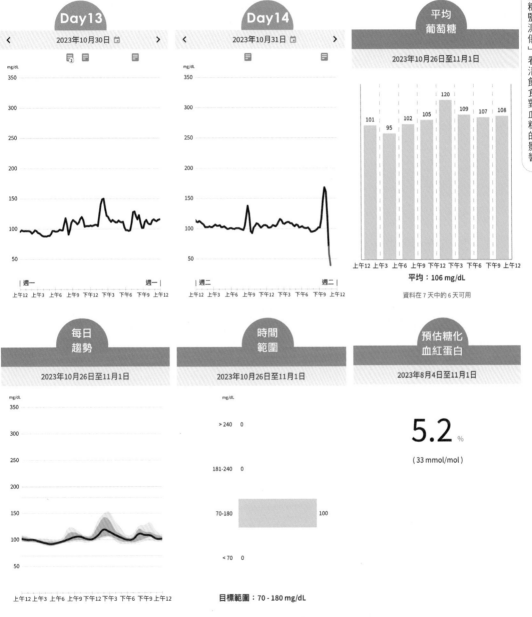

Day13

< 2023年10月30日 📅 >

Day14

< 2023年10月31日 📅 >

平均葡萄糖

2023年10月26日至11月1日

101　95　102　105　120　109　107　108

上午12 上午3 上午6 上午9 下午12 下午3 下午6 下午9 上午12

平均：106 mg/dL

資料在 7 天中的 6 天可用

每日趨勢

2023年10月26日至11月1日

上午12 上午3 上午6 上午9 下午12 下午3 下午6 下午9 上午12

時間範圍

2023年10月26日至11月1日

mg/dL

> 240　0

181-240　0

70-180　100

< 70　0

目標範圍：70 - 180 mg/dL

預估糖化血紅蛋白

2023年8月4日至11月1日

5.2 %

(33 mmol/mol)

175

外食族
減重飲食攻略與秘訣

　　台灣外食人口超過七成，在有限的用餐時間下，大部分的人都以簡單、快速、方便為原則，普遍的選擇是以便當或麵食為主，不然就是去便利商店覓食，隨便解決一餐。對想減重或進行體重控制的外食族來說，要瘦得自然又健康，的確是個大挑戰。

　　根據台灣癌症基金會的調查發現，台灣人常吃的早餐多為高碳水組合，明顯缺乏蔬果，膳食纖維比例嚴重不足，可能在短時間內使血糖迅速升高，讓人感到昏昏欲睡、精神不濟，血糖也會快速下降，讓人產生飢餓感，使得午餐吃進更多的熱量，長期下來就容易導致肥胖。

●國人常見早餐組合前 10 名●

排名	早餐組合
1	麵包 / 三明治 + 豆漿
2	麵包 / 三明治 + 咖啡
3	蛋餅 + 豆漿
4	麵包 / 三明治 + 牛奶
5	蛋餅 + 咖啡
6	蛋餅 + 奶茶
7	麵包 / 三明治 + 奶茶
8	饅頭 + 豆漿
9	饅頭 + 咖啡
10	飯糰 + 豆漿

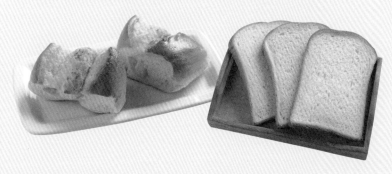

外食減重掌握兩個秘訣

其實也是有讓外食族能盡情享用美食，又能順利達成減重目標的方法。這裡要提供兩個撇步給大家。

一是**減醣飲食**，採魚肉蛋奶等蛋白質與蔬菜和碳水化合物的比例約為 **2：2：1（不見得是每餐，可用一整天的比例）**；

二是掌握「**水、肉、菜、飯、果**」**的進食順序**。

中式早餐這樣吃

可以選**生菜燒餅或是鮮蔬玉米蛋餅**，在燒餅或蛋餅等碳水化合物裡添加蔬菜，可以增加纖維量；蛋白質的部分可挑選**豬里肌**（一片手掌大小）或是**荷包蛋**，飲品的部分可選擇**無糖豆漿或是黑咖啡**（約 300cc）；還可以再去便利商店**買份水果及一小包堅果**。水果吃的份量就大約一個拳頭，堅果的量大約是一個大拇指指節，不要吃過量。

另外，便利商店各式口味的**御飯糰**也是不錯的選擇，它們的熱量約在 200 ～ 250 大卡，例如可以選擇**炙燒明太子鮭魚飯糰，鹽麴鮭魚烤或雞肉飯糰**，它們蛋白質較高、且脂肪含量較低。

西式早餐這樣吃

可以選擇**蔬菜吐司或燻雞沙拉**，再加上**里肌肉或是荷包蛋**，因為店家都會在吐司塗上美乃滋，可以跟店家說要減量或是不要塗。飲料的部分像**牛奶或是無糖鮮奶茶**都是不錯的選擇，另外，**水果和堅果也是不可少的**。

上述的不論是中式或西式早餐組合，都在燒餅、蛋餅、吐司等碳水化合物外，加入了蔬菜和蛋白質，且飲品選擇無糖的，就可以減低單吃碳水化合物引發血糖大幅波動的機會。記得水果一定要放在最後吃。

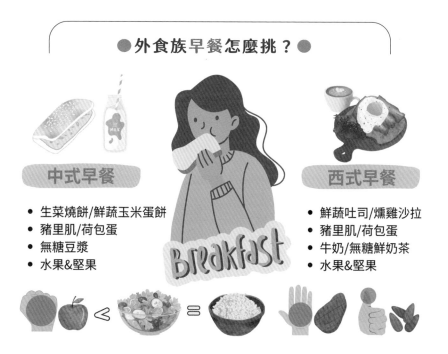

●外食族早餐怎麼挑？●

中式早餐
- 生菜燒餅/鮮蔬玉米蛋餅
- 豬里肌/荷包蛋
- 無糖豆漿
- 水果&堅果

西式早餐
- 鮮蔬吐司/燻雞沙拉
- 豬里肌/荷包蛋
- 牛奶/無糖鮮奶茶
- 水果&堅果

Breakfast

自助餐這樣吃

便當應該是外食族的首選，直接走進店裡，跟老闆說要排骨便當、燴肉便當、雞排便當……就好，有的要選配菜，有的根本不用傷腦筋選菜，很方便。但通常這樣的便當暗藏地雷，因為飯量多，且不管炸排骨、炸雞排、燴肉、叉燒或是三寶，在烹煮過程含有高油或高糖；每樣配菜也只占便當盒的一小格，份量較少，或是選用加工過的食品，例如香腸、雞捲等。有些人還會在白飯淋上滷肉汁，這樣一個便當吃下來，絕對很難瘦。

那該怎麼選呢？我會建議去自助餐店買，因為**菜色多選擇性也多**。在主餐的部分，**可選擇魚肉、雞肉或是比較瘦的里肌肉**，烹調的方式**以煎、滷為佳**，盡量不要挑糖醋、油炸的肉品。配菜的部分，可**選兩樣蔬菜，再搭配一份蛋白質，例如豆腐、豆干、毛豆**等豆製品，或蛋製品。主食就以糙米飯或五穀米飯為優。依循肉、菜、飯順序來進食，當你吃完肉菜後，肚子已開始有飽的感覺，米飯就不會吃很多。

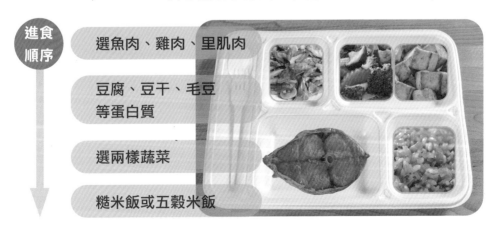

●外食族自助餐怎麼挑？●

進食順序

選魚肉、雞肉、里肌肉

豆腐、豆干、毛豆等蛋白質

選兩樣蔬菜

糙米飯或五穀米飯

麵攤小吃這樣吃

有的人會說，難道只能吃自助餐嗎？我也會想換換口味，或是和同事聚會吃大餐。沒問題，一樣可以吃得開心又不怕變胖。

譬如今天你想吃麵，就到**麵攤小吃店**叫一碗陽春麵或切仔麵，然後再加點燙青菜、燙嘴邊肉、滷蛋滷豆干等小菜。一樣掌握肉、菜、飯的順序來進食，先吃燙嘴邊肉、白切雞、滷蛋、滷豆干等蛋白質，再吃燙青菜，最後再吃麵。

提醒大家，**不要點為求方便，單點像榨菜肉絲麵、餛飩麵這樣以碳水化合物為主的餐食**，蛋白質和蔬菜的份量都不足；**也不要點大滷麵或酸辣麵**，看起來好像加了不少料，但因為是勾了芡汁，也很容易升糖，是 NG 餐食。

●外食族麵攤小吃怎麼吃？●

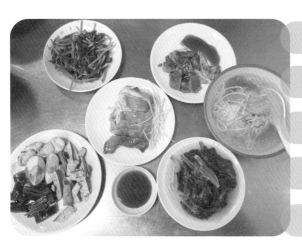

	進食順序
先吃燙嘴邊肉	
白切雞、滷蛋	
滷豆干等蛋白質	
再吃燙青菜	
最後再吃麵	

涮涮鍋這樣吃

另外,像是去**吃涮涮鍋**,會有一盤肉和一大盤的青菜和餃類、丸子等火鍋料。服務生會問你,主食要什麼?通常會有白飯、冬粉、王子麵、烏龍麵可選擇。看了我前面的說明,這裡來考考大家,那個主食是較健康的選擇?(大家先想想,後面我再公布答案)

吃涮涮鍋有個重點,就是沾醬。常常看到大家在醬料枱前根據所好選取各式醬料,其實這些醬料也是暗藏地雷。**如果可以不沾醬,吃食材的原味是最好的!**若是你無醬不歡,**非醬不可**,可以選擇以**醋、醬油、和風醬**或以**蔥花、蘿蔔泥、蒜末、薑末等辛香料**來取代胡麻醬、沙茶醬、豆瓣醬等高油脂、高熱量的醬料。

湯底的部分,要選擇清湯類的,例如昆布鍋、石頭鍋、涮涮鍋、蔬菜鍋、豆腐鍋、藥膳鍋。像是麻辣鍋、牛奶鍋、臭臭鍋、沙茶鍋,添加的調味料較多,就不建議選擇。

各式餃類、丸子等火鍋料是屬於加工食品,儘量不要食用,可以問問店家能否換青菜或雞蛋。

在涮煮的順序上,也是先吃肉類再吃蔬菜。

飲品和甜品也要適量吃,建議選擇無糖茶類,餐後冰品也以一小碗或冰淇淋 1 ～ 2 小球為限,淺嚐即可。

各位讀者，你們的主食選好了嗎？我來公布答案，「**白飯**」是較好的選擇。

有人會想說冬粉熱量不高，為什麼不是選冬粉，是因為放到涮涮鍋裡去煮時，會吸湯吸油，熱量無形中就升高了；而烏龍麵也是相同的情形。王子麵則是在製作過程就經過油炸王子麵，熱量原本就高。**火鍋主食選擇白飯最好，因為你不會把它放到鍋裡煮，一來不會吸到油，而且前面已經吃完肉盤和菜盤，或許也已經飽足，這碗飯說不定也就省下來了！**

便利商店這樣吃

便利商店也是不少外食族的用餐選擇，為迎合民眾減脂的需求，也陸續推出含有肉類及蔬菜的**溫沙拉或是輕食便當**，符合食量較小的女性朋友的需求。若是覺得不夠飽足，也可另外再加**茶葉蛋、溫泉蛋、雞胸肉及蔬菜沙拉、烤蔬菜等**，把蛋白質和蔬菜的份量提升，這樣也能吃得營養又兼顧穩定血糖減脂需求。

若是不愛吃生冷的生菜沙拉，便利商店也可以選擇熟食的**關東煮**，像是玉米筍、娃娃菜、白蘿蔔、筍子、杏鮑菇都是高纖、低熱量的好食材，需要留意的是，關東煮的湯含鈉量較高，要盡量避免取用。

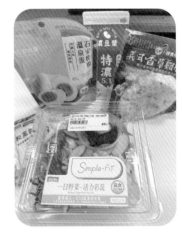

讓血糖平穩的
飲食訣竅

在飲食上，當你能讓血糖平穩，搞定胰島素這個荷爾蒙，減重這條路就離成功不遠。最後再幫大家總結一下平穩血糖的飲食訣竅。

訣竅 1：以「水、肉、菜、飯、果」的順序進食

不論你有沒有糖尿病，先吃蛋白質和蔬菜再吃澱粉及水果等碳水化合物，可以減緩葡萄糖進入血液的速度，血糖就愈平穩，也不會刺激胰島素大量分泌，如此就不會增加體重。而且也有研究指出，這樣的進食方式，可以達到跟吃糖尿病藥物一樣的效果。

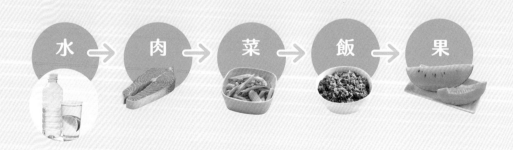

水 → 肉 → 菜 → 飯 → 果

訣竅 2：食用碳水化合物的主餐前先吃蔬菜

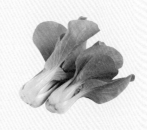

有時候用餐可能只有炒飯、炒麵、義大利麵等澱粉類主食，不見得會有多樣配菜，但還是建議能在餐前先吃和主食份量差不多的蔬菜。蔬菜含有大量纖維可以幫助穩定血糖，且維持更久的飽足感。

訣竅 3：甜點飯後吃，不要當零食

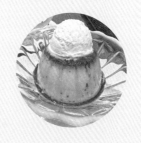

這就是一直強調不要少量多餐或是餐與餐間吃零食的進食方式。依照訣竅一的進食順序吃完食物後，再吃蛋糕、餅乾等甜食，對整體血糖濃度變化的影響較小。如果血糖降下來，你又吃甜食，血糖馬上又飆升，胰島素又大量分泌，時間一久，胰島素阻抗的情形就會發生。

訣竅 4：餐前先喝杯醋

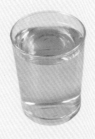

科學家發現，醋裡頭的醋酸會暫時使澱粉酶失去作用，因此碳水化合物轉化為葡萄糖的速度就會變慢。也有研究證實，只要餐前先喝醋，就可以大幅降低碳水化合物的升糖能力。而醋的選擇很重要，像是市售的白醋因為是合成醋並沒有效果，必須是天然釀

造醋，而且沒有額外加糖調味，如蘋果醋，才是比較好的選擇。飲用時建議是 15ml 的蘋果醋用 250ml 的水稀釋，可以依此比例調整。

訣竅 5：飯後要運動

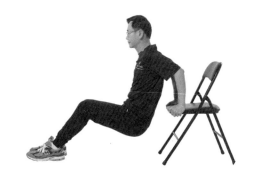

當我們吃完飯後去運動，因為使用到肌肉，肌肉在不需要胰島素的情況下就能利用血糖，當運動的時間愈長，胰臟就會分泌越少的胰島素去處理沒用完的血糖，就可以抑制血糖飆升。這裡的運動其實很簡單，只要你用餐後不要坐在沙發上看電視，起來做做超慢跑、抬抬腳、出去散散步都行，而且在飯後七十分鐘內做都有效果。

訣竅 6：為碳水化合物加料

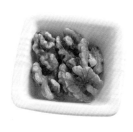

為避免血糖波動過大，在吃澱粉和糖類等碳水化合物時，要加入蛋白質（如肉、蛋）、纖維（蔬菜）或油脂（如堅果、酪梨）一起食用，相較於只吃碳水化合物，添加其他的食材進去，可以減低葡萄糖被身體吸收的總量和速度，減緩血糖上升，而且也不容易有飢餓感。

食用碳水化合物的
主餐前先吃蔬菜

減重最後一哩路
運動減脂也增肌

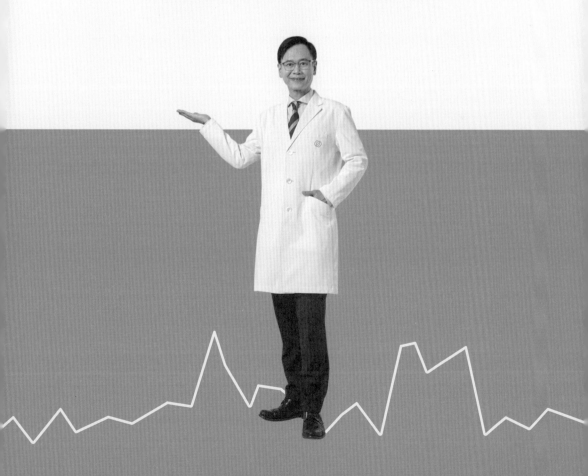

養成運動習慣
要靠設計

開始下定決心減重，我是從飲食控制開始，也就是施行「減醣」及「水、肉、菜、飯、果」的進食順序，一年後體重從 79 公斤下降到 72 公斤；但我很在意的脂肪肝依舊在，只是從中度變為輕度，體重也進入停滯期，想要完成減脂的最後一哩路，於是我把運動加了進來。

我知道很多人想藉由運動來減重，但光靠運動似乎效果不是很好，出於補償心態，就會想說，我今天有做運動，既然有消耗熱量，多吃一點應該沒關係，殊不知這樣有可能讓體重不減反增。

其實有許多研究指出，**單純靠運動減重的效果遠遠不如飲食控制。然而對於降低體脂及內臟脂肪，運動的效果卻可能優於單純的飲食控制**。所以有人說減重「八分靠飲食，二分靠運動」。

但這並不表示運動不重要。在減重的過程中，減去脂肪也會減

掉肌肉，一旦肌肉減少，基礎代謝率就會下降，熱量的消耗也會變少，所以運動可以幫助我們減去內臟脂肪，也可維持肌肉量，而且對控制血壓、血糖、血脂也有幫助。你可以去問問，**通常可以長期維持適宜體重的人，幾乎都有規律運動的習慣。**

就算你有用藥物來控制體重，加上運動，效果會更好。丹麥哥本哈根大學研究團隊 2021 年發表在《新英格蘭醫學期刊》的一項研究，他們找了 195 位 BMI 介於 32 ～ 43 沒有糖尿病的受試者，先進行八週低熱量飲食（每天 800 大卡），體重至少減少 5% 以上，再將他們隨機分配成四組，一組不做任何介入（安慰劑組）、一組每天打成分為 Liraglutide 的瘦瘦筆 3.0mg（Liraglutide 組）、一組進行中強度運動（運動組）、一組接受中強度運動及每天注射成分為 Liraglutide 的瘦瘦筆 3.0mg（運動加 Liraglutide 組）。並於一年後觀察受試者的體重變化。

研究結果顯示，前八週接受低熱量飲食控制時，所有受試者體重平均減少 13.1 公斤。研究開始一年後，安慰劑組平均增加 6.1 公斤與 0.4% 體脂率、運動組平均增加 2.0 公斤但體脂率減少 1.8%，Liraglutide 組平均體重減少 0.7 公斤及 1.6% 體脂率、運動加 Liraglutide 組平均體重減少 3.4 公斤及 3.5% 體脂率。與沒有做任何介入的安慰劑組比較，其他三組的體重變化都有顯著的差異（註①）。

註①：RLundgren, Julie R., et al. "Healthy weight loss maintenance with exercise, liraglutide, or both combined." New England Journal of Medicine 384.18（2021）: 1719-1730.
https://www.nejm.org/doi/full/10.1056/NEJMoa2028198

　　從這個研究可以發現，進行減重時，不管是採用藥物或飲食控制，其實還是要加上運動，成效才會加乘，即使單靠運動，雖然體重有可能增加，但體脂卻是減少了。

　　說到運動，在這裡還要順帶提醒大家，遠離久坐！

久坐比抽菸的健康危害更大

　　根據國健署調查，發現有近五成的國人，每天平均久坐高達 6 個小時以上，而且身體的運動量也遠遠不夠。其實我變胖也和「久坐」很有關係；現代人經常在辦公室一坐就是幾個小時，回家後吃飯、看電視、滑手機、玩 Game，也幾乎都是坐著。

　　久坐是會對健康造成不良影響的，已有越來越多的疾病，像是**癌症、心血管疾病、糖尿病、肥胖、消化系統、神經系統等等，皆證實與久坐相關，這種現象被稱為「坐病」**（sitting disease）；美國梅約醫學中心內分泌學教授朗文（James Levine）也提出，久坐應該視為明顯的健康風險行為，更稱久坐的行為是「**新型菸害！比抽菸更恐怖**」。

　　很多人都習慣在辦公室或家裡久坐不走動，想說等週末放假了再拚命運動，或是上健身房才能運動。事實上，這麼做並沒有辦法補回久坐對身體的傷害。

現代人生活忙碌，常覺得沒有時間運動，其實運動隨處可做，而且是可以累積的，例如，中午出去用餐的時候，就可以走去遠一點的餐廳，回來的時候若辦公室沒有在太高的樓層，就爬樓梯上去；上下班搭公車或捷運，也可以提早一站下車用走的；講手機時，也可以站起來踏踏步。像我每天早上上班時，開車到醫院就把車子停地下二樓停車場，然後爬樓梯到四樓辦公室，我在醫院上下樓層也大部分都是走樓梯。就些小小的運動累積一天下來，也是很可觀的，所以我鼓勵大家多多起身走動。

想瘦身減重的人，不論是為了外形好看、更顯年輕或是為了健康，都是想給自己一個改變的機會。美國長跑選手也曾任眾議員的吉姆‧瑞恩（Jim Ryun）是 1968 年夏季奧運會 1500 公尺比賽的銀牌得主，至今還是美國一英里世界紀錄保持人，他曾說：「**動機會讓你開始，習慣則讓你持續。**」即使獲獎無數，他從未停止過跑步健身。

為了健康，看到這裡，**如果你已經坐著超過一小時了，就趕緊起來動一動，花個 5 分鐘踏踏步、靠牆深蹲、爬爬樓梯或是打掃，就能免於久坐的危害。**

雖說習慣能讓你持續，反過來說，當你能一直「持續」做某項事物，才能真的變成習慣。

　　所以才會有人說：「減肥是徒弟，維持才是師傅。」你要找到一個可以持續下去的方法，不要單憑意志力，很多時候我們都高估了自己，假使哪一天發懶，意志力便產生了破口，這個習慣的養成便可能中斷。暢銷書《原子習慣》也提到，改不掉壞習慣不是你的錯，而是你的本能！所以不要再靠意志力來硬撐，而是要用對方法。對於減重，不論飲食或運動，**我們都應該要「設計」方法，找出一個你可以持續執行的方法很重要，改變才有可能成真。**

　　為了讓減重朝理想邁進，採用「**七分鐘間歇運動**」就是我經由設計而找出適合的運動方法，所以產生令人滿意的效果，怎麼做，讓我先賣個關子。這裡我要先告訴大家，做不同的運動，能量的供給來源有何不同？什麼樣的運動對減脂最有效果？當你了解了，也能設計 出適合自己的運動。

強化粒腺體加速燃脂的 Zone2 運動

我們吃下去的醣類、蛋白質、脂肪等三大營養素，經過消化、吸收、代謝等過程，逐步轉變成人體細胞可利用的**能量形式 ATP**（adenosine triphosphate，三磷酸腺苷），ATP 它作為細胞內能量傳遞的「能量貨幣」，儲存和傳遞化學能用以提供呼吸、休息、活動、運動時的能量。

運動時為了供給能量所需，人體會有三個系統來產生能量，分別是：磷酸肌酸系統、醣解系統、有氧系統。

磷酸肌酸系統

是人體製造 ATP 最快速的方式。這個系統是透過無氧代謝的方式，直接從肌肉細胞中把磷酸肌酸分解來生成 ATP；由於磷酸基酸在肌肉細胞中的存量並不多，大約只可提供 10 秒鐘左右的運動時間，是進行爆發性高強度運動初期的主要能量來源，例如舉重、短跑衝刺、揮拳、網球發球等運動。

醣解系統

是產生 ATP 第二快的方式，也是在無氧的情況下進行，透過醣解作用把血液中的葡萄糖或肌肉儲存的肝醣分解，產生丙酮酸，同時釋放出能量以重新合成 ATP，這個過程還會產生一個代謝產物─乳酸，這也是當我們運動過度時，乳酸堆積造成酸痛的原因。

由於醣解系統需要的輔酶（NAD）也是有限的，所以產生的 ATP 約可維持 1～2 分鐘的活動之用，例如 400 公尺短跑、短距離游泳。

有氧系統

則是可以得到最多 ATP 的方式。在氧氣充足的情況下，身體可以把所攝取的碳水化合物、脂肪、蛋白質經過代謝後產生乙醯輔酶 A（Acetyl CoA），在粒線體中進入檸檬酸循環（Citric acid cycle）產生 ATP。

從有氧系統生成 ATP 的過程較前兩個系統複雜，需要耗費較多時間，約需 60～80 秒才能合成 ATP，但由於運動強度較低，ATP 消耗得比較慢，因此也比較有充裕時間再合成 ATP，只要能供應充足的氧氣，並攝取足夠的碳水化合物與脂肪，就能長時間供應身體運動所需能量，例如在進行長距離跑步、快走等。

人體各項活動最常使用的是利用有氧系統來產生 ATP，當中的關鍵是粒線體，因此，粒線體被認為是生物體內的能量中心，細胞內 90% 的能量 ATP，都由粒線體產生。粒線體功能正常的話，吃下的熱量就能轉換成能量使用，讓我們精神好、有力氣、不容易餓，體溫也會高一點，不怕冷；如果粒線體效率差，吃下去的熱量就只能儲存起來，導致我們既餓又沒能量，這就是低代謝的情況，也是造成胰島素阻抗及肥胖的原因。

除此之外，粒線體功能障礙與多種疾病有關，包括代謝症候群、心血管疾病，甚至某些類型的癌症。而粒線體的健康也被認為是延緩細胞衰老的關鍵，因為他們在控制自由基產生和損傷修復方面發揮重要作用。

近幾年很流行把運動分為不同等級，依最大心率百分比分為五個區間，分別是從最輕鬆的 Zone1 到很激烈的 Zone5，當中 **Zone 2 是被喻為是提高粒線體數量及功能的最佳運動。**

運動區間	最大心率百分比	運動目標
Zone5	90 ～ 100%	速度及最大成效的訓練
Zone4	80 ～ 90%	增加無氧能力和耐力
Zone3	70 ～ 80%	改善有氧健身並增強力量
Zone2	**60 ～ 70%**	**提高耐力、增加新陳代謝、燃燒脂肪**
Zone1	50 ～ 60%	熱身、緩和與恢復鍛鍊

197

Zone2 指的是一種中低強度的有氧運動，讓你在運動時維持最大心率於 **60%** 至 **70%** 之間。像是**健走、慢跑、騎自行車、游泳、有氧舞蹈**等運動。

計算公式▶

最大心率＝ 220 －年齡

Zone2 心率區間＝
最大心率 ×60 ～ 70%

以一名 50 歲中年人為例

最大心率＝ 220 － 50 ＝ 170

Zone 2 心率區間＝ 170×60 ～ 70% ＝ 102 ～ 119

這名中年人進行 Zone2 運動時的心率就是介於
102 ～ 119bpm（次／分鐘）。

如果你有戴運動手錶或智慧型手錶就可以看到心率是不是約在 Zone2 的區間。也可以用比較簡單的方法，用講話測試（talk test）來評估，也就是達到有點喘但可以講話、不能唱歌的程度。

因應不同年齡，強度也會有所不同。例如一個 80 歲的爺爺，若他日常走動的心率已達到最大心率的 60%，約等於 84bpm，這樣就已達到 Zone2 的運動強度；而一個 30 歲年輕人，最大心率的 60% 是 114bpm，就需要相對較高強度的慢跑、騎自行車才能達標。所以因應不同年齡，運動強度也有所不同。

運動的目的是要燃脂，運動強度就會決定能量來源是碳水化合物還是脂肪。中低強度的運動，不會很喘，需要的氧氣量沒那麼多，因此攝氧量較少，這時主要的能量來源是以脂肪為主，碳水化合物為輔；愈高強度的運動，需要的氧氣量就多，攝氧量大，則是以碳水化合物作為能量來源，脂肪的比例就偏低。

世界知名的運動生理學家，美國科羅拉多大學醫學院教授伊尼戈・薩姆・米蘭博士（Dr Iñigo San Millán），也是兩屆環法冠軍自行車隊：阿聯酋航空車隊的首席教練。他就表示，騎自行車的過程，如果身體一直在處於高強度，身體會使用大量葡萄糖產生能量，就會不停的產生乳酸，乳酸堆積過度會讓人無法運動；而 Zone2 的運動不僅可以讓身體清除乳酸的能力更有效率，也可訓練身體有效運用脂肪。這也是讓選手取得好成績的重要原因。

我們的骨骼肌肉大致可區分為慢肌和快肌。慢肌可以從血液中攝取氧氣到肌肉組織，提供肌肉中的粒線體使用，所以主要的能量來源是有氧系統；慢肌裡的粒線體密度高，因此有很高的有氧代謝能力，在行有氧運動或耐力訓練時，像馬拉松、騎飛輪等運動就會用到慢肌。

快肌主要是使用肌肉肝醣來做為能量，能量來源是醣解系統，它無法像慢肌那樣擁有高耐力，而且會產生乳酸導致肌肉疲勞，但快肌具有高爆發力的特性，像舉重、百米衝刺就要用到快肌。

　　而 **Zone2** 是中低強度運動，以脂肪當作能量來源，因此可以消脂，且使用的是慢肌可以強化線粒體的功能，同時是乳酸清除效率最佳的運動。

　　對乳酸十分有研究的加州柏克萊大學教授喬治・A・布魯克斯（George A. Brooks）和伊尼戈・薩姆・米蘭博士曾共同發表研究指出，從能量代謝合成的醣解系統中產生的乳酸會抑制脂肪分解，但如果粒腺體功能愈好，不僅燃脂效率愈高，也越能夠把乳酸拿來當燃料，產生能量，同時也不會造成乳酸堆積（註②）。

　　這兩位教授在 2018 年時，也曾共同發表了一項研究（註③），他們找了職業自行車選手、每週至少運動三次且達 150 分鐘的健康男性及有胰島素阻抗或第二型糖尿病等代謝症候群的男性等三種人來做實驗。這三組人先用一定強度自由熱身後，便開始以符合各自體能狀況的運動強度騎自行車。

　　研究結果發現，職業自行車選手可以在高強度下，粒線體輕鬆地把燃燒脂肪當成主要能量來源，並且將血液中的乳酸維持在低濃度。但是，糖尿病或胰島素阻抗的患者，幾乎只能把葡萄糖拿來當燃料，而且才剛開始運動，他們血液的乳酸就開始飆升，燃脂能力也顯著下降。

由此可知，有代謝症候群者因粒線體功能不佳，會偏向使用葡萄糖而不是脂肪，而粒線體功能不良時，乳酸清除能力也不好，會讓乳酸很快堆積，使得肌肉酸化而造成疲勞。但是透過運動可以改善這種狀況，尤其是做 Zone2 運動，可幫助提升粒線體的數量及效能，增進有氧系統效率，還能增加體內脂聯素含量，消除多餘的內臟脂肪；也可以改善胰島素敏感度，幫助血糖進入細胞，身體細胞愈能好好地利用血中葡萄糖，也就愈能降低血糖值。

註② : San-Millan, Iñigo, et al. "Chronic lactate exposure decreases mitochondrial function by inhibition of fatty acid uptake and cardiolipin alterations in neonatal rat cardiomyocytes." Frontiers in nutrition 9（2022）: 809485.
https://www.frontiersin.org/journals/nutrition/articles/10.3389/fnut.2022.809485/full

註③ : San-Millán, Iñigo, and George A. Brooks. "Assessment of metabolic flexibility by means of measuring blood lactate, fat, and carbohydrate oxidation responses to exercise in professional endurance athletes and less-fit individuals." Sports medicine 48（2018）: 467-479.
https://link.springer.com/article/10.1007/S40279-017-0751-X

梁醫師減脂健身的運動處方

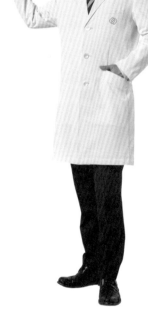

Zone2 運動的種類很多，像是健走、慢跑、騎自行車、游泳、有氧舞蹈⋯⋯等，如果心率維持在 60 ～ 70% 最大心率範圍內的運動，或是用可以講話但有點喘的講話測試，來看看是否進入 Zone 2 訓練。

在這裡我要介紹一個近幾年來很流行也很容易執行的 Zone2 運動──**超慢跑**。

運動處方 1
超慢跑

　　超慢跑源自於日本，是福岡大學運動生理系教授田中宏曉所推廣的一種運方式，他在 2006 年發表了《超慢跑：更長壽、更健康、更快樂的簡單方法》一書，在書中首次提出「超慢跑」的概念，引發全球的關注，田中宏曉也因而被稱為「超慢跑之父」。

　　田中宏曉強調，進行超慢跑時，身體要放輕鬆，要訣是**步幅小、步頻快、不痠、不痛、不硬、不喘**，當你不會喘的時候，呼吸就很自然，肌肉不會僵硬。

　　台灣近幾年，由運動教官徐棟英推廣的「節拍超慢跑」，也成了家喻戶曉的運動。你可以先在手機下載節拍器相關的 APP，並設定步頻為 180 步／分鐘，這個步頻經過研究，是最節省力氣且對心臟也不會過度負擔的速度。剛開始跑的人如果覺得這個速度會喘，就再縮小步頻，調整到適合自己的狀況，等身體適應了，再慢慢提高到 180 步／分鐘。

　　而「節拍超慢跑」最大的優點就是不受環境限制，可以到戶外跑，也可在家舖個瑜伽墊就可進行超慢跑，而且在室內的話，就算不穿鞋子也能跑。

在進行超慢跑時，要前腳掌先著地，再後腳跟落地，盡量不要只用腳掌或踮腳跑，以免小腿肌肉疲勞；膝蓋要微彎，保持彈性，有助於避震和減輕衝擊。建議新手剛開始接觸超慢跑的時候可以從一次 10 分鐘開始，接下來循序漸進地增加到 20、30 分鐘，建議每天至少跑 30 分鐘才能有良好的效果，想要挑戰肌耐力的可以延長至 1 小時。

單單進行超慢跑覺得無聊的話，也可以邊追劇邊跑，劇看完了，也運動完畢！如果你的時間很少或零碎，也可以分段跑，每次跑個 15 分鐘或半小時，這樣 1 天下來很容易跑完 1 小時以上，是非常彈性的簡單運動。

我在減脂的過程中，得知有這項運動，也去買了墊子，下載節拍器，在家就邊看電視邊超慢跑，實測的結果發現，體脂真的有減少。

超慢跑可以說是適合各年齡層的 Zone2 運動，總的來說，它具有幾個好處：

》**提升身體健康**：人體的粒線體會在 30、40 歲之後逐漸減少，一旦衰老或減少，人也會跟著老化或疲倦。超慢跑是有氧運動，訓練的是慢肌，過程中不會產生乳酸，可以幫助修復粒線體，提升粒線體功能，一旦粒線體功能提升，不只能改善慢性病也能紓解壓力，甚至延緩老化。

》 **燃脂減重**：超慢跑和健走的速度差不多，但能量消耗約是健走的 2 倍；使用的能量來源是以脂肪為主，所以能幫助身體更有效地燃燒脂肪。

》 **穩定血糖**：吃飽飯後休息個 5 ～ 10 分鐘就進行超慢跑，有助促進肌肉對葡萄糖的利用，就可以減緩血糖上升速度，只要跑 15 分鐘，控糖效力就相當於短效胰島素。

》 **增進心肺功能**：超慢跑是有氧運動，可以強化我們的心肺耐力，讓心臟每次跳動能夠輸送更多的血液和氧氣到全身。好的心肺功能不只讓我們的呼吸系統更有效率，還能降低動脈硬化、高血壓、糖尿病、腎臟病等風險。

》 **不傷膝蓋**：很多人不喜歡跑步是因為怕傷膝蓋，但超慢跑速度相對較慢，減少了對關節的衝擊，讓長輩也能輕鬆運動。

》 **不受時空限制**：超慢跑所需空間小，也不受天氣晴雨限制，不需要昂貴或特殊器材，只要有一張瑜珈墊或軟墊，就可以在家原地跑，也可以到公園、操場等喜歡的場域進行。

梁醫師「節拍超慢跑」這樣跑

最佳跑步時間

☑新手入門可從一次 10 分鐘開始，循序漸進到 20 至 30 分鐘。
也可分段跑，每次跑個 15 分鐘或半小時。

☑想挑戰肌耐力者可延長至 1 小時。

☑有減重需求者，每次要跑 1 小時以上或拆成幾次在一天內做完，
一次至少 10 分鐘以上；一週累積時數要達 150 分鐘。

☑吃飽飯後休息 5 ～ 10 分鐘就可跑。

要訣 & 特色

☑手機下載節拍器相關 APP，選設定步頻為 180 步／分鐘。前
腳掌先著地，再後腳跟落地，膝蓋微彎，保持彈性，步幅小、
步頻快、不痠、不痛、不硬、不喘。

☑適合各年齡層的 Zone 2 運動

地點 & 器材

戶外如公園、操場或室內皆宜；一張瑜珈墊或軟墊即可。室內可
不穿鞋跑。

特別提醒

☑不能「三天打魚兩天曬網」，這樣不會有成效。由於強度較低，
因此需要長時間訓練。

☑找到適合自己執行的方式，養成習慣持續下去，才能看到成果。

前腳掌先著地再
後腳跟落地

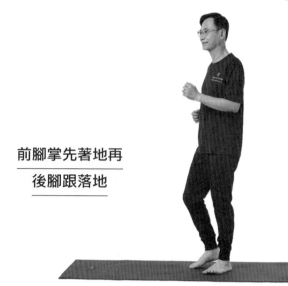

保持彈性
步幅小、步頻快

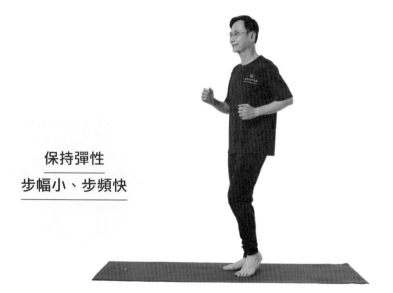

運動處方 2
7 分鐘間歇運動

為了消除脂肪肝，讓減脂成效更好，我開始把運動加進來，一開始我是去健身房跑步，每回總要跑個 30 分鐘到一小時才覺得有運動效果，但持續不到兩週我就開始覺得無聊，再加上我真的不太喜歡跑步，下了班有時已經很累了，又要花時間外出運動，也降低了意願。前面有說過，習慣的養成不能靠意志力，而是要設計，我想健身房跑步不適合我，所以就另謀他途。

這時我看到了一個「**7 分鐘間歇運動**」，每天只要挪出 7 分鐘，就能進行全身運動，還能增肌減脂，而且不用出門，不受氣候、場地限制，還不用花錢，就能開始練習的運動。這樣的方式很適合我。

7 分鐘運動最早是 2013 年時，由美國佛羅里達州奧蘭多訓練中心的兩位體能教練設計出來的運動（註④）。**這套運動包含 12 個動作，結合有氧和肌力訓練，能活動到下半身、上半身、核心肌群的運動方式，每個動作進行 30 秒，中間休息 10 秒，全套循環完成一次為 7 分鐘。這種「動、停、動、停」的型態，是一種高強度間歇訓練**（High Intensity Interval Training，簡稱 HIIT），屬於 Zone 4 ～ 5 區間的運動（最大心率的 80 ～ 95%）。

有研究證實，**每周進行 5 天這樣的 7 分鐘運動訓練，經過 6 週就能有效地增肌減脂**，也可以降低胰島素阻抗。

雖然 HIIT 減脂的效果並沒有優於中低強度有氧運動，但高強度運動消耗的總熱量較高，而且能減少將近 40% 的運動時間，能在短時間內可以有效率地消耗熱量，同時提升心肺功能與肌力訓練，很適合常常覺得時間不夠用的忙碌族群。但對於長期缺乏運動的人或是大體重的朋友，要按自己能力調整難度或更改動作，以免受傷。

這種高強度間歇運動還有個好處是**後燃效應（after-burn effect）**，俗稱「事後燒」。因為在運動結束後，身體從呼吸急促、高體溫的狀態，要降低體溫、呼吸緩和、清除乳酸、合成胺基酸以修復受損組織，這些過程都需要消耗能量，因而導致後燃效應的產生。所以當你做完運動後，即使躺在沙發上，身體依舊在燃燒熱量。而且高強度間歇運動的後燃效果更顯著，最長可持續 72 小時，即運動結束後 3 天內，你的熱量還在持續燃燒。

若以減重為運動目的，不妨結合間歇運動和有氧運動，在健走、慢跑或游泳之餘，每天再花 15 分鐘做 1 ～ 2 次 7 分鐘運動，多管齊下，助益更大。

我進行 7 分鐘運動半年後，再做檢查，發現體脂肪少了 5 公斤，肌肉增加 1 公斤，體重從 72 公斤降到 68 公斤，體脂從 30% 降到 21%，之後持續運動，體重最輕曾經來到 66 公斤。

　　歷經一年半的時間，我靠調整飲食及運動，成功減重 18 公斤，脂肪肝完全消失，血壓也恢復正常。胰島素阻抗指數也因為運動，從原本 3.13 的嚴重程度，降到 1.74 的輕微等級。

　　後來我自己和家人都發覺 66 公斤的我太瘦了，我就把 7 分鐘運動改良成做**深蹲**、**捲腹**、**棒式**三種運動，讓體重慢慢穩定在 68 公斤左右。

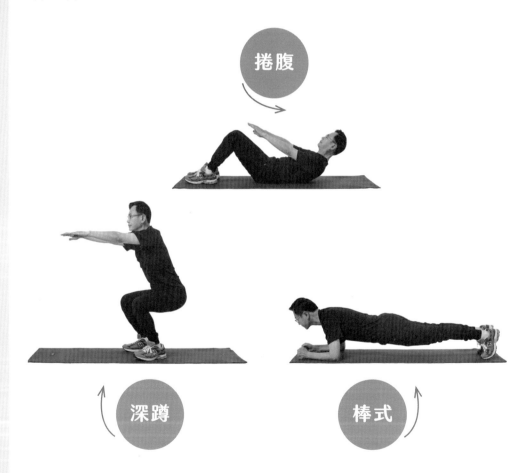

7 分鐘運動有時候做膩了，也覺得簡單了些，我就改做 **4 分鐘的 TABATA**，這被稱為「耗時短，燃脂高」的訓練模式共有 8 個動作，一個動作 20 秒，中間間隔 10 秒鐘，做完就爆汗。

偶爾也會做有脂肪殺手之稱的「波比跳」，它是由 4 個動作組成，**深蹲 > 伏地挺身 > 下蹲 > 跳耀**，以此為循環。這兩種運動也是屬於高強度間歇運動，而且所費時間更短。

有人要找我挑戰「16 蹲」，我欣然接受，對我這個 50 多歲的人來說，就是「一塊小蛋糕」（a piece of cake）的事，簡單！

不論飲食或是運動，我都是選擇適合自己，而且能持續進行的方式來減重，所以執行的過程不會有餓肚子或難以撐下去的不適感，這也是我能成功減重的原因。至今我仍持續這樣的飲食及運動方式，體重也未再復胖；當然偶爾也有親友聚會吃大餐或出去旅遊無法照常執行的情況，體重難免也增加個一、兩公斤，但是經過幾天調整後，體重就又回復正常，這也表示我的體重設定點已在減重後的水準，「肥胖」離我遠去，而我也找到「健康」之鑰。

註④：Klika, Brett, and Chris Jordan. "High-intensity circuit training using body weight: Maximum results with minimal investment." ACSM's Health & Fitness Journal 17.3 （2013）: 8-13. https://journals.lww.com/acsm-healthfitness/fulltext/2013/05000/HIGH_INTENSITY_CIRCUIT_TRAINING_USING_BODY_WEIGHT_.5.aspx?_ga=2.6665842.1534109136.1517469480-1259968743.1517469480

梁醫師「7分鐘間歇運動」這樣做

所需時間

☑新每個動作進行 30 秒，中間休息 10 秒，全套循環完成一次為 7 分鐘。

☑若以減重為目的，可結合間歇運動和有氧運動，每天再花 15 分鐘做 1-2 次 7 分鐘運動。

運動特色

☑包含 12 個動作，結合有氧和肌力訓練，能活動到下半身、上半身、核心肌群

☑屬高強度運動，運動前最好先暖身，運動完也要做些伸展。每周進行 5 天，6 週就能有效增肌減脂，也可降低胰島素阻抗。

地點 & 器材

無場地限制，家裡、教室、辦公室皆宜；要穿運動鞋、一張瑜珈墊、一張椅子。

心得分享

我第一次做 7 分鐘運動時，做到第 11 個動作時就跟不上了，最後雖勉強完成，但當下實在太喘了，我就攤在沙發上講不出話，喘了快 15 分鐘。第 2 天就能跟上速度，也能順利完成 12 個動作，後來越做就越不覺得累了，而且還可重複兩到三次這組動作。所以鼓勵大家也要循序漸進增加訓練強度。

第 1 個動作》開合跳

雙腳與肩同寬，
往上跳起時，
雙手往上互拍，雙腳打開，
下來時雙手放下到兩側，
雙腳並攏，一直反覆。

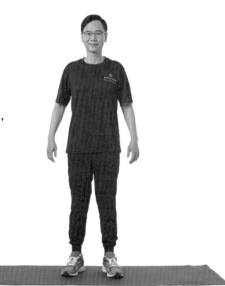

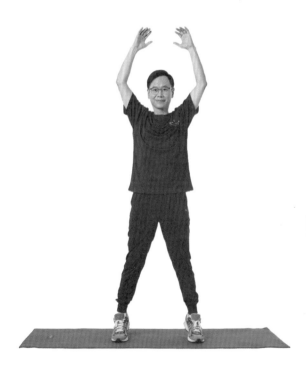

每個動作
進行 **30** 秒

中間休息
10 秒

213

第 2 個動作》靠牆深蹲

站在牆壁前一點距離，
雙腳打開與肩同寬，
背部貼著牆壁往後往下坐，
臀部與膝蓋同高，
膝蓋與腳踝同個垂直面。

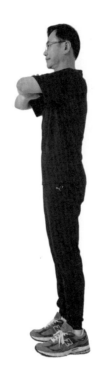

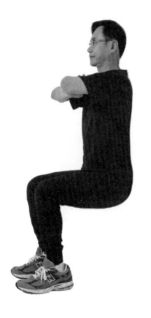

每個動作
進行 30 秒

中間休息
10 秒

第 **3** 個動作》伏地挺身

如果手撐著腳尖頂地覺得太困難，
可以讓膝蓋著地，
腳彎起來，
減輕困難度。

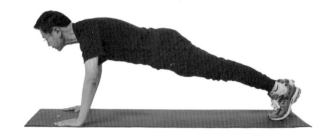

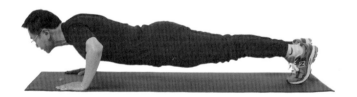

每個動作
進行 **30** 秒

中間休息
10 秒

第 4 個動作 》 捲腹

平躺膝蓋彎曲腳貼地，
腹部核心肌肉用力，
下背貼地，
手往前碰膝蓋上方，
再回到原始位置。

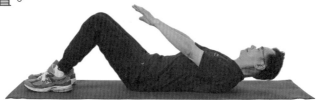

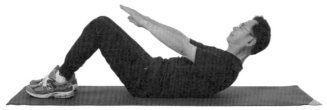

每個動作
進行 30 秒

中間休息
10 秒

第 **5** 個動作》登階上椅

單腳踩上椅子後整個人站上去再下來，
椅子的高度約是吃飯椅高，
不是矮凳子，
才有運動效果。

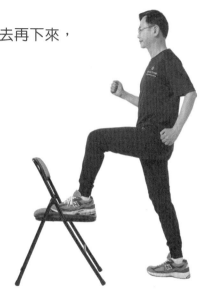

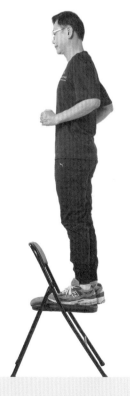

每個動作
進行 **30** 秒

中間休息
10 秒

第 6 個動作》深蹲

雙腳打開與肩同寬，
趾尖朝前，
屁股往後坐就像要坐椅子那樣，
重心盡量放在腳跟，
膝蓋不要超過腳尖。

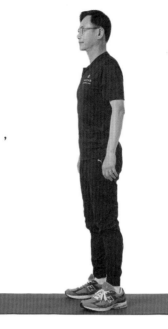

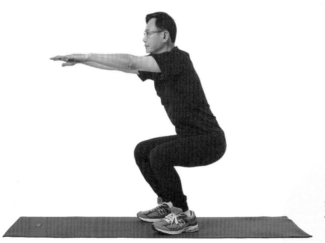

每個動作
進行 **30** 秒

中間休息
10 秒

第 **7** 個動作》三頭肌撐體

雙手撐在椅子邊緣，
指尖朝前，
用腳跟和手掌撐住身體重量，
彎曲肘部讓身體往下，
再回到原始位置。
這個動作主要鍛鍊上半身的三頭肌。

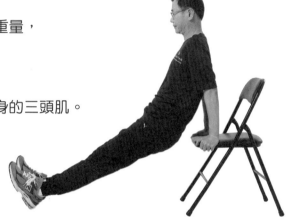

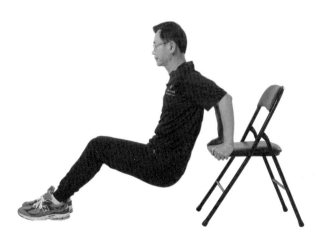

每個動作

進行 **30** 秒

中間休息

10 秒

第 8 個動作 》棒式

先趴在瑜珈墊上，
雙肘放在身旁，
手臂與手朝前與肩同寬，
靠著手肘和腳撐起身體，
身體要呈一直線，
不要翹屁股。

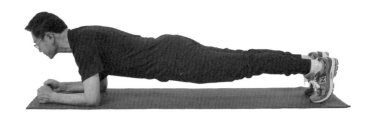

每個動作
進行 30 秒

中間休息
10 秒

第 **9** 個動作》原地高抬腿

就是原地跑步，
每一步都要把膝蓋盡量抬高。

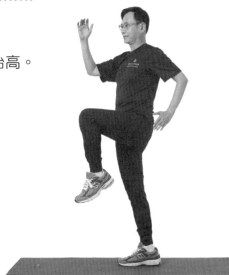

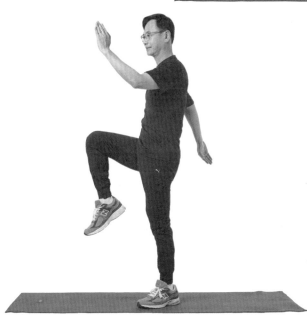

每個動作
進行 **30** 秒

中間休息
10 秒

221

第 10 個動作》 弓步蹲

站好手插腰，
單腳跨步往前並下降身體高度，
到前腳與後腳的膝蓋都約成九十度。
前腳用力蹬回原位。
換腳重複訓練。

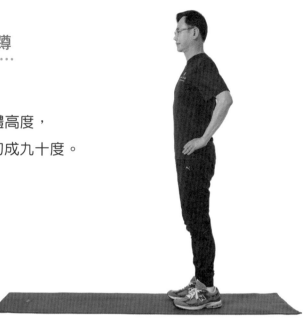

每個動作
進行 **30** 秒

中間休息
10 秒

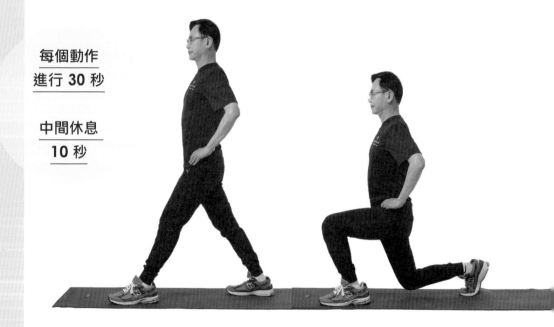

第 11 個動作》伏地挺身加轉體

做一個伏地挺身，
往上時轉身向右，
右手往天花板方向伸直。
再做回伏地挺身的姿勢，
往上時改往左轉，
左手往天花板方向伸直，
左右重覆做。

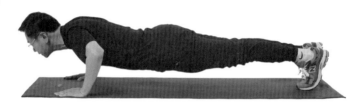

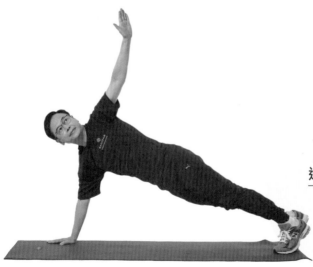

每個動作
進行 30 秒

中間休息
10 秒

第12個動作》側棒式

右側躺，

用右手肘和右腳支撐，

身體離地，

支撐15秒後，

換成左側躺再撐15秒。

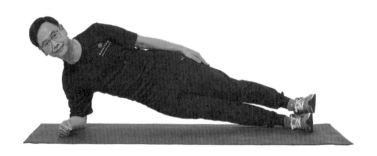

每個動作
進行 **30** 秒

中間休息
10 秒

搞定荷爾蒙，告別肥胖、遠離代謝症候群

　　相信大家看完我的書，慢慢會了解到其實肥胖及代謝症候群，甚至是我們的身形都跟荷爾蒙失衡有關。因此，想要改善這些問題，就要讓身體好好的來和這些荷爾蒙們對話，讓這些荷爾蒙發出的訊號，能協同合作指揮我們身體各部門的運作，讓我們攝入的營養素能分配到身體需要的地方，讓大腦知道我們已經飽足了，讓身體放心不會以為遇到饑荒要拼命的去儲存脂肪，讓壓力荷爾蒙沒有上升的機會。

　　這些荷爾蒙包括書中提到的，由胰臟分泌的胰島素及升糖素、胃分泌的飢餓素、腸道分泌的腸泌素、脂肪細胞分泌的瘦體素及脂聯素、壓力荷爾蒙皮質醇、還有雌激素及雄性素等等。而我們身體首先需要馴服的荷爾蒙就是能量指揮官胰島素，要避免長期的高胰島素血症引起胰島素阻抗的惡性循環，一旦逆轉了胰島素阻抗，肥胖、脂肪肝、跟代謝性疾病有關的四高（高血壓、高血糖、高血脂、高尿酸）也都能夠跟著一起逆轉，更可以進一步降低心血管疾病的

風險！而想要達到這個目標，最重要的還是正確的飲食、運動、充足的睡眠及緩解壓力。

飲食

1. 吃真正的食物，避免吃高度加工食品，要學會看加工食品包裝的營養標示，避開地雷食品。

2. 避免果糖攝取，特別是高果糖玉米糖漿中的果糖，肝臟是唯一能代謝果糖的器官，而且無限制的代謝，一旦肝臟累積過度的脂肪，便無法接受更多的葡萄糖形成胰島素阻抗！因此，不要喝添加高果糖玉米糖漿的飲料，最好少喝果汁及吃果乾，吃原型的水果還來得比較好，因為它起碼還有纖維可以延緩血糖的上升。

3. 減少精緻碳水化合物，這些都會讓我們的血糖快速上升，刺激胰島素的大量分泌，容易形成胰島素阻抗。除此之外，血糖的高低震盪，也會傷害血管的內皮細胞。

4. 避免過度飲酒，喝酒不僅是攝入熱量的問題，身體在代謝排除酒精的過程中，會影響其他營養素的代謝，也容易造成脂肪肝及堆積內臟脂肪。

5. 讓六大營養素（蛋白質、脂肪、醣類、維生素、礦物質及水）均衡的分配在你的三餐中，可以善用哈佛健康餐盤或者 211 餐盤的概念來分配，就算你是外食族，還是可以找到合適的食物來達到這些需求。

6. 養成「水、肉、菜、飯、果」進食順序的習慣，先吃蛋白質，

可以促進較多的腸泌素分泌增進飽足感，較低的胰島素升糖指數素比值減少脂肪的合成，也可以讓你的血糖比較平穩的上升，對於糖尿病友可以達到更好的血糖控制！另外，多喝水雖然是老生常談，但還是非常重要的，特別是餐前飲水，不但可以抑制食慾，還可以增加基礎代謝率。另外，每天每公斤 30cc 的水量，這是最起碼的需求。

7 不一定要去做間歇性的斷食，但至少做到餐與餐間的空腹，主要目的是讓我們的胰臟好好的休息，避免因為進食引起血糖的波動，胰臟還要加工分泌胰島素來儲存這些能量，晚餐跟隔天的早餐最好能夠間隔 12 小時，所以晚餐最好不要太晚吃或者吃過量。

運動

1 運動可有效降低體脂肪及內臟脂肪，能夠防止減重後的復胖。運動還可以改善胰島素阻抗，強化粒線體的功能

2 能做到每次 30 分鐘以上、每週五到七天的運動最好，如果時間不夠，利用零碎時間少量多次的運動，累積每日活動量，長期累積下來也會有可觀的成效。

3 選擇適合自己，而且能持續進行的運動方式，除了有氧運動，最好還要搭配阻力型的運動，才能減少肌肉組織在減重過程中流失。

睡眠

　　最好能有每天 7 小時的睡眠，長期熬夜睡眠不足，會導致肥胖關鍵荷爾蒙中的飢餓素上升與瘦體素下降。

緩解壓力

1 找到適合的舒壓方法：泡澡、按摩、瑜伽、聽音樂、散步、腹式呼吸……等。

2 適度運動與充足睡眠。

3 飲食可以多補充富含鈣、鎂、色胺酸、膳食纖維的食物。

　　減肥是持久戰，要找到能合適你自己的飲食及運動習慣，這些簡單、具體而有效的習慣才能讓你持續，只有能持續最終才能養成習慣。不要被短期的體重數字影響情緒，要學會調整心態，適度的讓自己抒發壓力，緩和焦慮。希望各位和我一樣有肥胖及代謝問題的人，能找到最適合自己的方式，早點告別肥胖、遠離代謝症候群，找回健康。

Dr.Me 系列 HD0205

最強半醣飲食 **& 7** 分鐘間歇運動
──消脂肪肝、抗四高

作　　　者　梁程超

採 訪 整 編　王鈺棻
選　　　書　林小鈴
主　　　編　梁瀞文

行 銷 經 理　王維君
業 務 經 理　羅越華
總 編 輯　林小鈴
發 行 人　何飛鵬
出　　　版　原水文化
　　　　　　台北市南港區昆陽街 16 號 4 樓
　　　　　　電話：02-2500-7008　傳真：02-2502-7676
　　　　　　網址：http：//citeh2o.pixnet.net/blog E-mail：H2O@cite.com.tw
發　　　行　英屬蓋曼群島商家庭傳媒股份有限公司城邦分公司
　　　　　　台北市南港區昆陽街 16 號 5 樓
　　　　　　書虫客服服務專線：02-25007718；02-25007719
　　　　　　24 小時傳真專線：02-25001990；02-25001991
　　　　　　服務時間：週一至週五上午 09：30-12：00；下午 13：30-17：00
　　　　　　讀者服務信箱 E-mail：service@readingclub.com.tw
劃 撥 帳 號　19863813；戶名：書虫股份有限公司
香 港 發 行　城邦（香港）出版集團有限公司
　　　　　　地址：香港九龍土瓜灣土瓜灣道 86 號順聯工業大廈 6 樓 A 室
　　　　　　電話：852-2508-6231　傳真：852-2578-9337
　　　　　　電郵：hkcite@biznetvigator.com
馬 新 發 行　城邦（馬新）出版集團 Cite (M) Sdn Bhd
　　　　　　41, Jalan Radin Anum, Bandar Baru Sri Petaling,
　　　　　　57000 Kuala Lumpur, Malaysia.

行健醫療行銷總監　翁婉婷
行健醫療美術設計　黃安琳
插　　　畫　黃歆雅、黃建中
攝　　　影　子宇影像
美 術 設 計　鄭子瑀
選 書 顧 問　吳燕萍
印　　　刷　卡樂彩色製版印刷有限公司

初　　　版　2025年1月2日
初版 2.5 刷　2025年2月11日
定　　　價　480元

城邦讀書花園
www.cite.com.tw

ISBN　978-626-7521-33-5（平裝）

有 著 作 權 · 翻 印 必 究（ 缺 頁 或 破 損 請 寄 回 更 換 ）

國家圖書館出版品預行編目資料

最強半醣飲食 & 7 分鐘間歇運動──消脂肪肝、抗四高 / 梁程超著；王鈺棻採訪整
編 . -- 初版 . -- 臺北市：原水文化出版：英屬蓋曼群島商家庭傳媒股份有限公司城邦
分公司發行 , 2024.12
　　面；　公分 . -- (Dr.Me 系列 ; HD0205)
　　ISBN 978-626-7521-33-5(平裝)

1.CST: 減重　2.CST: 脂肪肝　3.CST: 健康飲食　4.CST: 運動健康

411.94　　　　　　　　　　　　　　　　　　　　　　113018737